职业技能培训教材

# 心理干预指导基础

联合国训练研究所湖北国际培训中心
北 大 培 文 职 业 教 育 研 究 院　组织编写

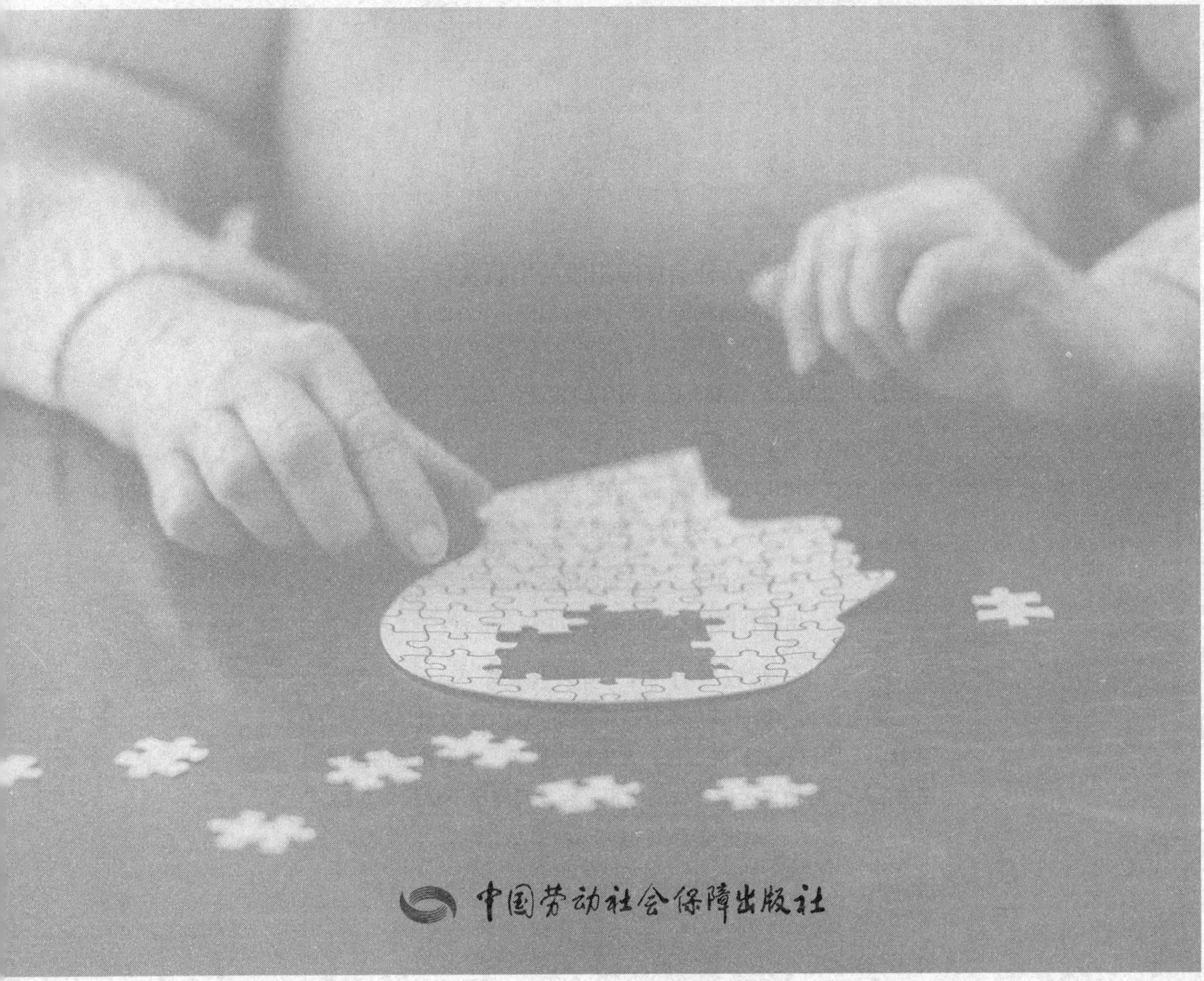

中国劳动社会保障出版社

图书在版编目（CIP）数据

心理干预指导基础 / 联合国训练研究所湖北国际培训中心，北大培文职业教育研究院组织编写. -- 北京：中国劳动社会保障出版社，2023

职业技能培训教材

ISBN 978-7-5167-5985-1

Ⅰ. ①心… Ⅱ. ①联…②北… Ⅲ. ①心理干预-职业培训-教材 Ⅳ. ①R493

中国国家版本馆 CIP 数据核字（2023）第 168493 号

**中国劳动社会保障出版社出版发行**

（北京市惠新东街 1 号 邮政编码：100029）

*

北京市科星印刷有限责任公司印刷装订 新华书店经销

787 毫米 ×1092 毫米 16 开本 6.25 印张 110 千字

2023 年 10 月第 1 版 2023 年 10 月第 1 次印刷

**定价：20.00 元**

营销中心电话：400-606-6496

出版社网址：http://www.class.com.cn

## 编审委员会

**主　任**　林永宁　陈　硕

**副主任**　景汇泉　李力卓　邓守宇　丁　浩

## 专家委员会

**主　任**　王武红　于　晶

**副主任**　刘　颖　刘立明

**委　员**　苑　琳　郭冠华　柴　治

## 编审人员

**主　编**　许　亮　史　杰

**副主编**　许瑶波　张雨青

**编　者**　侯也之　姜长青　王智民　肖存利　张丽霞　张晓晓
张如燕　朱凤玲　王力彬　李　涛　王梦婷　范树刚
孙晓静　王啸宇　刘子涵　马振龙　毛富强　徐传芳

# 前　言

为贯彻落实中共中央、国务院《关于分类推进人才评价机制改革的指导意见》精神，推动心理干预指导培训工作的开展，联合国训练研究所湖北国际培训中心、北大培文职业教育研究院组织有关专家编写了心理干预指导基础职业技能培训教材。

本书结合岗位工作实际编写，内容上体现“以职业活动为导向、以职业能力为核心”的指导思想，结构上针对心理干预指导活动领域，按照功能模块编写。

本书在编写过程中得到了北京培文创新教育研究所特殊教育研究中心、丝路培文（北京）职业教育咨询集团有限公司、北京全心全益健康科技有限公司、丝路培文医院管理有限公司、北医（广东）健康科技有限公司、临沂市河东区天使国际特教学校、陕西能源职业技术学院等单位的大力支持，在此一并表示感谢。

# 目 录

# 第一章 普通心理学

## 第一节　心理卫生基础知识

作为“万物之灵长”，人类拥有其他物种所不具有的复杂的心理世界。心理是人类独特的活动，就像人的生理结构一样，人类心理现象的各个方面也不是彼此孤立的，它们之间有着必然的、紧密的联系，并作为一个整体表现出来。

心理现象是纷繁复杂的，在对其进行探究时，首先需要弄清楚的问题是：人的心理是如何产生的？心理的物质基础是什么？心理现象包括哪些内容？

### 一、心理的物质基础

心理现象的产生是源自客观事物作用于人的感官，经过传入神经向大脑中枢传导，引起大脑中枢发生兴奋或抑制的过程，神经兴奋或抑制通过传出神经到效应器，引起效应器的活动。心理现象是在中间环节产生的，一切心理活动都是整个反射活动不可分割的部分。简而言之，心理是借助神经系统实现的，对内外感觉的反射活动，现实事物通过大脑的加工形成各种“映象”和模式，并据此做出适当的反应、调解和控制人的行为。

反射是有机体借助于神经系统对内外刺激所做出的规律性的回答反应。反射的概念是法国哲学家笛卡儿于 17 世纪提出的，当时笛卡儿用它来解释动物行为和人的不随意运动。1863 年，俄国的生理学家谢切诺夫在其《脑的反射》一书中把反射的概念推广到人的心理活动上。在前人的研究基础上，著名的生理学家巴甫洛夫通过对狗的训练与观察，创立了高级神经活动学说。

反射分为两种：无条件反射和条件反射。无条件反射是指那些与生俱来、无师自通的反射，如新生儿的吸吮、抓握。无条件反射是进化过程中获得的本领，是通过遗传而传递下来的、固定的反应方式。复杂的无条件反射就叫本能，进食、防御和性是人类的三大本能。条件反射是个体适应外部环境的主要手段，其建立在无条件反射的基础之上，是经过后天的学习、训练而形成的，是人类为谋求生存而后天习得的能力，是在大脑皮质上建立起的暂时的神经联系。

实现反射活动的神经结构被称为反射弧，其由五个部分组成：感受器、传入神经、中枢神经、传出神经、效应器。各种刺激作用于感官所引起的神经冲动沿传入神经传到中枢神经，中枢神经对传入的信息加以整合处理，并表现为心理活动，再通过传出神经传导到效应器，引起效应器的活动。

## 二、心理的表现形式——心理现象

人的心理现象是一种活动，它以不同的形式能动地反映着客观世界的事物以及关系。人在进行任何活动时都有心理现象存在，包括在睡觉时出现的梦境也是一种独特的心理现象。心理现象包括以下两大方面。

### 1. 心理过程

（1）认知过程。心理过程是指在客观事物的作用下，心理活动在一定时间内发生、发展的过程，这个过程是动态的，其中包括的感觉、知觉、记忆、思维、想象都属于对客观事物的认识活动，因此在心理学上被统称为认知过程。

（2）情感过程。在认识事物的过程中，受自己的态度和观念的影响，会产生喜、怒、惧、愁等情绪，产生这些情绪的过程就是情感过程。

（3）意志过程。意志过程是指人在自己的活动中设置一定的目标，按计划不断地克服内部和外部困难并力求实现目标的心理过程。

认知过程、情感过程、意志过程共同构成了人的心理活动，反映了心理活动的不同侧面。认知过程是意志过程的前提和基础，意志是在认知活动的基础上产生的，又反过来对认知活动产生巨大的影响。同样，意志过程也受到情感过程的影响，其对情感有控制作用。可以这样认为：人对外界客观存在的认知越丰富、越深刻，情绪就越活跃，意志活动就越有成效，反之亦然。

心理过程是每个人都具有的，但是由于个体之间的差异性，这些普遍的心理过程又是有所区别的，在认识的深度和广度上，在情感体验和意志能力的强弱方面表现不同。

**2. 个性倾向性和个性心理特征**

个性倾向性是关于人行为活动动力方面的心理特征，包括兴趣、需要、动机、信念和自我意识，它们反映了个体心理活动的动力和选择。个性倾向性在很大程度上决定着人的活动或行为的方向、内容和方式，使人们在社会生活中呈现出千差万别的心理面貌和状态。

个性心理特征是指能力、气质和性格，是一个人有别于其他人的独特之处，代表着人的主要精神面貌，是具有一定倾向性的心理的总和。

个性使一个人的行为表现出一定的主体性和定向性，使人的行为具有了一定的可预测性。个性倾向性是人的心理结构中最活跃的因素，而个性心理特征则使人在心理方面表现出明显的差别。

## 第二节　各种心理现象概述

### 一、感觉和知觉

人类对客观世界的认知始于感觉，感觉是人类沟通内外部世界的“通道”。感觉是较低级的心理现象，是人们对客观事物最初级、最简单的反映，是对直接作用于感觉器官的事物的个别属性的反映。在日常生活中，由于很多事物的属性是综合的（形状、颜色、体积、质地等），实际上单纯的感觉并不多见，通常是以各种感觉“联合并用”的方式来感受事物的。例如：当人们看到一面红旗时，通过视觉，人们知道它是红颜色的；当用手触摸旗子时，人们知道它是柔软的；如果将它高高挂起，人们还会看到它在轻轻飘动。人们除了从外部获取各种信息，还会对自己的内部感觉有所注意和反应，内部感觉包括运动感觉、平衡感觉和内脏感觉。

知觉是人脑对事物整体的反映。知觉是在感觉的基础上产生的，但不是感觉的简单相加，而是对事物综合的、整体的反映。知觉比感觉的过程要复杂得多，它不仅依赖于刺激物的物理特点，还依赖于知觉者本身的特点，如知觉者个人的阅历和经验、性格特点、心理状态等。人们的实践活动越广泛多样，知识经验的积累就越丰富，知觉就会变得更为精确和迅速。

## 二、思维和想象

人们不仅能直接感知事物，认识事物之间的关系和联系，还能运用头脑中已有的知识和经验去认识事物、揭露事物的本质及其内在的联系和规律，这就是思维。思维是一种高级的心理过程，是人们对事物的一般特征和事物之间规律的认识，它反映的是事物的本质特征和内在的联系。思维是建立在感知觉的基础上的，但其又远远地超越了感知觉的局限，是对感知觉材料的综合和升华。思维是在感知觉基础之上实现的高级的认识形式，是人类心智活动的主要方面。思维的两个特点是概括性和间接性。概括性是指思维能够将事物共同的、本质的属性加以概括，反映事物间的规律性联系；间接性是指思维总是以一定的事物为媒介，使人们通过那些不能直接作用于感官的事物，做出间接的，但更接近本质的判断和推测。思维的间接性能帮助人们建立起合理的联想。

想象是人脑对已有表象进行加工改造，创造出新形象的心理过程，其具有两个基本特点：形象性和新颖性。想象为人类思维插上了“翅膀”，其所创造出的新形象是根据现实世界中的素材加工而成的。想象所产生的新形象不管多么荒诞离奇，构成新形象的材料都是对客观现实的感知。其中，根据一定的目的，自觉地进行想象称为有意想象。有意想象分为再造想象和创造想象。再造想象是指根据言语、文字的描述或图样的示意，在头脑中形成相应的新形象的过程；创造想象则是不依据现成的描述而独立地创造新形象的过程。

## 三、记忆和注意

过去感知过的事情、思考过的问题，经过一段时间后，其印象仍保留在头脑里，并能在一定条件下重现出来，这就是记忆。简而言之，记忆就是人脑对过去经验中发生过的事物的反映。人们除了能够正确地感知事物，还能将各种刺激或信息保留在自己的头脑中，这就是记忆在发挥作用。记忆作为一种心理过程，包括识记、保持、再认和回忆等阶段。识记是识别和记住事物，是整个记忆的开始；保持是识记内容在头脑中积累和加固的过程；再认和回忆是对所积累的过去经验的恢复和提取，提取失败就意味着遗忘。对记忆信息的提取有两种方法，即再认和回忆，两者的区别在于前者需要有刺激物作为线索，而后者则不依赖任何线索便能提取出来，一般来说，凡能回忆的事物都是能够再认的，而能再认的事物不一定能回忆。记忆分为三种类型：瞬时记忆、短时记忆、长时记忆。外部刺激留下的痕迹是瞬时记忆，瞬时记忆的信息被注意就进入短时记忆，而信息只有经过编码并加以复述，才会进入长时记忆被“储存”起来。

注意是心理活动对一定客体的指向和集中。所谓指向，是指某一时刻人们的心理活动只对有关刺激发生反应，表现出对特定事物的选择。所谓集中，是指心理活动停留在一定对象上，强度或紧张度达到全神贯注。注意选择的对象既可以是外部世界的现象，也可以是自己的思想观念、情感体验或行为。注意本身不是一种独立的心理过程，而是感觉、知觉、记忆、思维等心理过程中的共同特性。在心理过程开始后，注意便“相伴而行”，以保证心理活动顺利进行。如果没有注意的参与，也就不可能产生对某种事物深刻的感知、清晰的记忆、准确的思维，离开了注意，一切心理活动都无法正常地进行下去。

## 四、情绪和情感

人在认识客观事物的同时，不仅会认识到事物的属性、特性及其关系，还会对事物产生不同的态度，对这些态度的体验就是情绪和情感。如爱、怜、怨、怒、悲、惧等情绪，或喜欢、厌恶、赞叹、苦恼、懊悔、憎恨等主观体验，即情感。

情绪和情感是两个难以分离但又有所区别的概念。情绪通常是有机体在生理性需要是否得到满足的情况下所产生的体验，具有较强的情景性，比较短暂，并带有明显的外部表现。情感的产生与个体的社会性需要是否满足有关，它是人类特有的，高级而复杂的体验。情感与情绪相比，具有较强的稳定性和深刻性。情感包括道德感、荣誉感、责任心、求知欲、美感等。

情绪和情感是在认识活动的基础上产生的，同时也会对认识活动产生巨大的影响。积极的情感能促进人们的认识活动，而消极的情感会令人颓废沮丧、意志消沉，阻碍人深入认识事物。

## 五、意志

意志是个体自觉地确定目的，并根据目的来支配、调节自己的行动，克服种种困难，从而实现预定目的的心理过程。人的意志和其他心理过程一样，也是来自客观实践。意志对行动的调节作用包括发动和抑制两个方面，前者表现为推动人去从事为达到预定目的的行动，后者表现为制止与预定目的相矛盾的愿望和行动。

意志活动的特点在于其是有意识、有目的、有计划的行动，行动的过程具有指向性。意志行动总是与克服困难相联系，活动中克服困难的情况是衡量意志强弱的主要标志，人的意志是在克服各种困难的过程中锻炼和实现的。意志行动以随意运动作为基础。随意运动是由人的主观意识控制和调节，具有一定的目的要求和目的指向的运动。随意运动是意志赖以实现的条件，它可以使人们根据目的，把一系列最基本的动作组合成复杂的行为，从而达到预定的目的。可以这样认为：目的是意志行动的前提，克服困难是意志行动的核心，随意运动是意志行动的基础，意志过程的这三个基本特征是互相关联的。

## 六、需要与动机

需要是个体在生活中感到某种欠缺而力求获得满足的心理状态，反映了个体对内部环境和外部生活条件的要求。人类的一切活动，都是在满足需要的基础上产生和发展起来的。需要可分为生理性需要和社会性需要。生理性需要与物种的生存、繁衍有关，社会性需要与个体的幸福感有关。因此，需要也就成为个体积极活动的最基本的动力源泉。正是这样或那样的需要，推动人们以一定的方式，在某个方面进行积极的活动。或者说，人的活动的积极性，根源于其需要的方面和程度。需要从低级至高级分为不同层次，层次较低的需要被满足之后，才发展出层次较高的需要，各层次的需要是相互依赖和彼此重叠的。

动机是指引起和维持个体的活动，并使活动指向某一目标的内部心理过程或内部驱动力。如果说人的各种需要是个体行为积极性的源泉的话，那么，动机就是这种源泉的具体体现。个体间的动机不同，动机的表现形式不同，动机所依赖的活动的具体内容更是千差万别。所以，人们实际上无法直接看出个体的动机是什么，只能看到个体的外部行为，人们能做到的是研究个体行为发生的背景，观察个体行为的性质和方式，通过其行为去推断隐藏在内心的动机。动机和活动不同，同一活动背后可能具有不同的动机，反之不同的活动也可能具有同一或相似的动机。

## 七、能力和智力

能力是指使活动得以完成，并直接影响活动效率的心理特征，能力是个性心理特征重要的组成部分。人的能力总是和活动联系在一起，在活动中表现出来，活动是能力的载体。在实际生活中，人们要完成一种活动，需要依靠多种能力的有机结合。人的能力涉及很多方面，比如丰富的想象力、准确的判断力、稳定的注意力、过人的记忆力以及动作的协调能力等。

能力和知识、技能的概念容易混淆。知识是人类对自然和社会认识的结果，而能力是制约这种认识进行的主观因素。技能是一种固化的自动化活动方式，而能力反映了人掌握这些活动方式的可能性。当然，能力和知识、技能又不能决然分开，一方面，能力是掌握知识、技能的必要条件，另一方面，能力本身也要在对知识、技能的掌握中形成和发展。

广义地说，智力指的是一个人的聪明才智，很多学者倾向于智力是多种认识能力的综合体现。人要想顺利地完成一件事情，必须具备一定的能力，而任何能力都不是天生的，是经过学习获得的，学习的基础就是人所具有的智力水平。智力不等于能力，能力比智力的范围更广泛，而智力水平的高低决定着一个人能力发展的可能性。在现实生活中，了解一个人的智力状况有利于因材施教或量才适用。

### 八、气质和性格

心理学中的气质是指一种存在于人身上的，典型的、稳定的心理特点，是人的活动在速度、稳定性、灵活性、倾向性等方面独有的特征。气质在很大程度上是由遗传因素决定的，因为其与生俱来，这就决定了它在人的一生中是相对稳定的，难以发生显而易见的变化。性格是指人对现实的稳固的态度以及与之相适应的、习惯化了的行为方式的个性心理特征。它是个性的核心部分，是重要的非智力因素之一。性格是人的心理面貌本质属性的独特结合，是人与人相互区别的主要方面。气质与性格最具有个人色彩。

## 第三节 心理发展不同时期的心理卫生

### 一、儿童心理卫生

儿童心理卫生是指按照儿童心理发展的规律及特征，在先天基础、教育、环境诸因素的作用下，通过教育和训练以及包括医疗在内的众多措施，培养儿童具有健康的心理、良好的个性以及较强的适应能力。

儿童心理卫生不仅有助于使儿童的身心保持健康，亦对其人格的健全具有至关重要的作用。由于人格基础是在儿童期形成的，儿童期所经历的一切会直接体现在儿童的心理行动中，或者留下“印痕”而对其以后的生活产生深远的影响。儿童由于缺乏认识能力、抵御能力及调节能力，因此往往经历什么就接受什么。儿童期是极易受外界影响并且意义深远的年龄阶段，对该阶段的心理卫生必须充分予以关注。

**1. 胎儿期的心理卫生**

胎儿期的心理卫生主要指孕妇所需要注意的问题。胎儿能否正常发育，除了遗传因素之外，主要取决于母体的身心健康状况。

孕妇的身心健康状况与胎儿的发育有密切的关系，母孕期传染病（如风疹、流行性腮腺炎等）、药物中毒、腹部撞伤等都会影响胎儿的发育而造成先天性的精神发育不全。孕妇的情绪变化会引起母体神经内分泌变化等一系列生理变化。孕妇保持积极健康和稳定的情绪状态，对胎儿的正常发育和心理卫生相当重要。

**2. 婴幼儿期的心理卫生**

婴幼儿期的心理卫生是指从出生到三岁这一阶段的心理健康促进与维护，这个时期是儿童身心迅速发育的时期。婴儿刚出生时，即新生儿期，由于脱离了母体开始进行独立的生理活动，如呼吸、排泄等，同时开始与外界建立联系。但这时，脑细胞间的联系还没有很好地发展，神经纤维还没有髓鞘化，只能依靠大脑皮层下中枢的无条件反射活动，如呼吸、吞咽等本能活动与外界环境发生联系。

随着大脑皮层的逐渐成熟和外界环境刺激的不断增加，婴儿建立起来的条件反射越来越多，范围更加广泛，感知觉更加复杂，情绪的分化也更加明显。如婴儿看到母亲的形象或听到母亲的声音都会引起吸吮反射，这是婴儿心理发展最初的标志。这种变化与婴儿期大脑的迅速发育是有很大关系的。婴儿大脑皮层神经细胞体积增大、神经突触在数量上和长度上都不断增加以及神经纤维的髓鞘化，保证了神经兴奋的迅速传导，为条件反射的建立提供了物质基础。

就婴幼儿期的心理卫生而言，需特别注意以下几个方面。

（1）要确保婴幼儿有充足的营养和睡眠。充足的营养与婴幼儿的身体和智力的发育都有密切的关系，应予以充分的重视。喂养方式也很重要，母乳喂养和人工喂养都应该做到定时定量，这样不仅有利于婴幼儿的消化，更重要的是可以使婴幼儿养成良好的、有规律的生活习惯。

（2）要密切关注婴幼儿的情感需要。婴幼儿从五六个月开始，就会出现并不饥饿而要求母亲在旁陪伴，对其爱抚或与其玩耍的现象，并对母亲或家人的出现与引逗报以微笑，见到鲜艳的色彩或听到动听的乐声时也会表现出注意和高兴。母乳喂养不仅供给婴幼儿维持生命所需的各种营养物质，更重要的是给了婴幼儿无限的母爱。

（3）要根据规律对婴幼儿进行训练和教育。家长对婴幼儿进行训练和教育是促进其心理发展的重要手段，例如，行走、说话以及生活习惯，都是在家长的教育和训练中习得的。

要特别注意促进婴幼儿认知活动，即促进智力发展的诸因素，使婴幼儿充分利用并发展各种感知觉能力去认知外界环境，如让婴幼儿在各项活动中多看、多听、多尝、多摸，让他们尽量多感知外界事物，这样可使婴幼儿在获得直观经验的同时发展智力。

（4）注意加强人格的塑造。这一时期婴幼儿的人格开始逐渐显现，要塑造健全人格，应把握这个最佳时机。因此，要按照每个孩子的个性特点，充分利用亲子之间进行情感交流的机会，为孩子树立榜样，起到潜移默化的作用，从而影响孩子的行为和人格，初步培养看待事物的角度、方式和方法。

幼儿约三岁时，随着语言能力的发展和经验的增加，语言对儿童行为的调节作用越发明显，这使得家长可用语言来强化儿童的行为。对这个年龄段的幼儿来说，家长的榜样作用十分重要，因为这会给儿童最初的行为方式、价值观念及道德品质产生深刻的影响。同时，幼儿逐渐萌发想象能力，虽然想象的水平很低，内容也贫乏，却喜欢夸大。这时家长要特别注意防止使用某些不恰当的教育方式，如恐吓。

### 3. 童年期的心理卫生

童年期的心理卫生是指儿童在四岁到十二岁这一年龄段的心理卫生。为了促进童年期心理卫生，可以做到以下几点。

（1）组织游戏活动。进入童年期，儿童大脑内的抑制机能已得到了很大的发展，但这时抑制过程相对来说还是较弱的，兴奋过程仍占优势，所以儿童容易兴奋、激动和喧闹，“好动”成了这一时期的普遍现象。针对这种情况宜适时组织游戏活动。游戏是儿童的重要活动形式，也是儿童增长知识、诱发思维和想象力的最好途径。通过游戏可以使儿童了解到人与人、人与物之间的各种关系，并初步受到规则、纪律和道德品质方面的教育。由于儿童的想象还较肤浅、幼稚，游戏活动需要得到成人指导才能发挥积极作用。组织好儿童游戏活动，对推动儿童的社会交往、促进心理发展有着极其重要的作用。

（2）着手早期教育。童年期的人格特点还在形成之中，还很不稳定。五岁以前，儿童主要受父母和家庭的影响，在进入幼儿园或小学后就会受到同学和教师的影响。这时，父母、教师以及集体能否正确地对儿童进行引导和教育，能否合理地提出要求并给予良好的影响，对于儿童能否逐渐形成健全的人格是十分重要的。这一时期应对儿童进行正确的引导和教育，创造良好的生活环境，使儿童的人格得到健康的发展，避免人格障碍的发生。

（3）鼓励学习活动。儿童入学后，便以学习作为主要的活动，这是儿童心理发展的转折时期。要培养他们有正确的学习动机和态度，并要引导他们对学习发生兴趣，把学习变为自觉的行动。有些儿童拒绝上学，家长和老师应该弄清原因，进行适当的教育、引导，鼓励和帮助儿童顺利地适应学习生活。

（4）促进社会化发展。儿童期社会化发展有两方面的含义：一方面是由对成人的依赖到自主独立的过程，另一方面是获得处理人际关系的能力的过程。儿童作为社会集体中的一员，在成长的过程中必定会和教师、同伴接触，因此，儿童要有适应各种人际关系和独立处理各种问题的能力，并学会遵守一定的行为准则。

（5）警惕不良心理行为。如果教育不当，儿童易出现许多不良心理行为。学前期儿童容易出现咬指甲、遗尿症、拒绝入园等行为，入学后容易出现多动症等。家长和老师务必保持警觉，既要敏感地发现儿童的不良心理行为，又要正确分清正常发展与异常表现的差别，正确引导，逐步调整。心理卫生工作者要做到关注孩子的正常需要，多从家长、老师身上找原因，根据儿童心理学的知识做出正确的判断并采取正确的措施。

## 二、青少年心理卫生

青少年期又称青春发育期，是介于儿童与成人之间，从幼稚变为成熟（生理上、心理上和道德面貌上的成熟）的一段承前启后的过渡时期。在这个时期，青少年正在竭力摆脱童年时期的幼稚状态，向成人过渡；但他们又还不成熟，并没有完全具备成人心理所具有的一切特征和能力。因此，他们的内心充满着矛盾和冲突，处于一种非常不稳定、不平衡的状态之中。如果没有良好的社会条件，没有及时正确的引导，他们的情绪生活、行为活动和性格特征会发生问题。

### 1. 青少年的性心理卫生

青少年的心理卫生首先是性心理卫生。这时男孩子开始出现遗精，女孩子开始月经来潮。随着生理的急剧变化，青少年的心理也随之发生变化，产生了一系列复杂的情感体验，并产生了追求异性的需要。在青少年面前会出现许多从来没有接触过的新现象和新问题需要他们正确对待和处理。他们一旦受到不良影响就会激化矛盾，甚至误入歧途。

因此，对青少年进行正确的性知识和性道德教育，有助于他们正确对待和处理可能出现的性心理问题，从而避免由此产生的各种不良影响。

### 2. 青少年自我意识

从心理学的角度来看，由于青少年意识到自己已经长大，开始把自己看作成人，对自己的要求有了更高的自觉性。所以，他们渴望与成人具有平等的权利，像成人一样完成各种社会义务，这就是“成人感”。这种“成人感”是青少年时期的突出特点。这种愿望提高了他们的责任感，发扬了他们的创造性和主动性。

家长和教师对他们的评价要做到恰如其分，尊重他们的权利，平等相待；要循循善诱，帮助他们学会客观全面地看待别人和自己，学会辩证地分析问题。

### 3. 青少年的情绪心理卫生

青少年处在精力旺盛、充满活力的时期。他们的情绪活动特点是能够激发很高的热情，情绪变化强烈而带有冲动性，难以保持稳定、深刻和持久，而且不善于用理智来控制自己的情感和情绪，会因为一点点愉快的事情而得意忘形，也会因为受了一点委屈而懊丧不已，情绪生活特别容易受到干扰和破坏。因此，学会有意识地调节和控制自己的情绪活动，建立正常的、积极的情绪生活，对青少年心理卫生极其重要。

一般来说，最好的途径是引导青少年在正常的学习以外，参与各种各样的活动，如文体活动、科学实验活动、社会公益活动等，使他们的情绪得到适当的宣泄，意志得到锻炼。

### 4. 青少年的矛盾心理

第一，青少年存在独立性与依赖性的矛盾。他们急于自主自立摆脱成人的约束，却又在很多方面不可避免地受到限制。第二，青少年常面对理想与现实的矛盾。他们一方面朝气蓬勃、富于幻想、有远大的理想和信念，另一方面对现实生活中可能遇到的困难估计不足，所以在升学、就业、恋爱等问题上遭受挫折，就容易引起激烈的情绪波动，产生沉重的挫折感。第三，青少年还有坦率与封闭的矛盾。他们一方面期盼得到人们的理解，愿意与知心的同龄人敞开心扉，热诚坦率，另一方面开始把注意力集中在自己的内心世界，越来越暴露出青少年所特有的心理闭锁性，甚至产生固执、多疑与对抗。第四，青少年常有性意识与性道德的矛盾。他们生理上已经成熟，性意识已经觉醒，容易出现性欲望和性冲动，但由于社会舆论和传统伦理道德观念的影响，心理上有时会在性意识和性道德之间发生冲突和矛盾，并且伴随紧张、忧郁、悔恨和羞愧的心理。第五，青少年常面临情感与理智的矛盾。青少年情绪活跃，喜欢冒险，形成好奇、好动和好争等心理特点，容易与理智发生冲突。

面对这些冲突和矛盾，既需要青少年自身的努力，也非常需要家庭、学校、社会多方面的支持。青少年要学习心理卫生知识，树立积极的人生态度，培养面对挫折的适应能力，陶冶情操，健全自我意识，学会心理调节，把学习和娱乐结合起来，加强对自己、对社会以及对个人与社会关系的认识。家庭、学校、社会应充分尊重、理解、信任、爱护青少年，给他们发展自己的自由和条件，多指导少指责、多帮助少干涉，加强青少年的心理卫生教育、性知识教育和生活指导，建立心理咨询、辅导、治疗机构，帮助青少年解决心理困惑和实际困难。

## 三、中老年心理卫生

### 1. 中年时期心理卫生

中年人是社会的中坚、家庭的支柱，也是诸多矛盾的集结点。与其他年龄阶段相比，中年期是一个不但需要照顾自己，更需要照顾别人的时期，是一个以索取为辅、以奉献为主的时期。

（1）中年人的社会心理卫生。中年人需要努力学习，增强社会适应能力。通过学习，可以掌握一定的技术和技能，并培养对本职工作的兴趣，增强自身的主动性，更加胜任自己的工作，以适应社会发展和形势的需要。

这个阶段，人们可以通过发展智力来弥补体力的不足。中年人常会面临工作岗位与角色的转变，对此做出适应与调节往往比适应年龄增长和身体变化更难。中年人会因此感到力不从心，甚至疲惫不堪，为此，必须调动在这一年龄阶段特有的智慧，积极行动，巧妙应对。通过正确运用中年人的智慧，可以更好地取得智力和体力之间新的平衡和协调，以便充分达到身心的和谐与健康。

保持道德情操，也是中年人的心理健康的重要一环。中年人应具备成熟的道德观，秉承“诚实为公”“助人为乐”，远离“虚伪狡猾”“损人利己”，并不断地自我完善，使性格稳健、意志坚强，遵守纪律、维护公共利益，如此方能保持内心平衡，顺应社会主流从而促进心理健康。

（2）中年人的家庭心理卫生。中年人是家庭的主人，为了保证婚姻的美满和家庭的和谐，首先应该认真对待恋爱与婚姻问题。尊重和友谊是爱情的基础，忠实与信任是爱情的保证，和谐的家庭要建立在夫妻互敬互爱的基础上。因此，夫妻之间应进行有效的交流，才能保持婚姻的幸福。其次，子女身心健康也是家庭幸福的基础，抚养、教育孩子是夫妻双方应尽的义务。再次，维持和增进家庭中老年人的身心健康也是必要的，中年人应关心其物质和精神生活，排解其寂寞孤独造成的心理障碍，帮助其保持身体健康，这既是中年人应对老年人担负的责任，也是家庭美满的重要因素。最后，正确处理家庭中的人际关系是家庭幸福的关键。敬老爱幼、互相尊重的人伦之道，是家庭幸福美满的基础。

当然，中年夫妇间的关系可能因为工作压力增加、角色期待发生变化等原因而出现紧张。中年人的子女多为进入青春期的青少年，此时，中年父母可能忙于工作而疏忽了与子女的沟通，或依然以权威方式行事而忽略了子女的心理需要，导致亲子关系冲突。对此中年人应有足够的认识并及时调整。

（3）中年人的个体心理卫生。中年人的个体心理卫生要求中年人开阔胸襟、面向社会、面向未来，走出家庭的狭小圈子，丰富人际交往，让生活更有情趣。同时，应接受在生理、心理等方面发生变化这一事实，深刻地领悟到中年人必须在诸多方面进行相应的调整。千万不要把正常的体质变化看得过分严重，不要过早地产生衰老感，因为心理衰老感会加速生理衰老。

传统观念认为，青年人学习、中年人工作、老年人休息，这种观念应该转变，应当始终把学习、工作和休息有机地结合起来，贯穿于人的一生中。中年人身心压力较重，故需劳逸得当，保持身心轻松，不要把紧迫感变为紧张感。

**2. 更年期心理卫生**

更年期是人生阶段中的必然过程，是生命周期中从中年向老年过渡的阶段，女性为45岁至55岁，男性则为50岁至60岁。在此阶段，由于人们趋向衰老，身体各器官都发生退行性变化，其功能和代谢也产生相应的改变，其中尤以性腺功能的减退为明显。

更年期造成身体组织和功能上的衰退，对外界环境各种不良影响的适应能力降低，故处于更年期的人们心理活动比较脆弱和不稳定，若处理不当易发生心理障碍。事业上的挫折，家庭的丧偶、丧子，离退休后的孤独生活，人际关系的不和谐，生活过度紧张和安全受到威胁等，都可能诱发更年期心理障碍。因此，应更加重视更年期心理卫生和保健工作。

首先，要对更年期本身有一个正确的认识和科学的理解，才能正确地加以对待。应对更年期人群进行宣传和教育，并向缺乏心理卫生常识的中年人说明更年期的到来是符合人生客观规律的过程，并对由于年龄变化而引起的生理变化和心理变化进行详细的解释，以消除不必要的紧张和疑虑，从而避免心理上的不平衡。其次，应能正确对待躯体不适感和心理上的失调状态。产生不适时，不至于恐惧、多疑和担心，并能及时就诊，做到无病放心、有病早治和及时调理，正确认识疾病和各种功能性不适。

更年期人群应客观务实地对待生活，保持情绪的平稳。心情愉快、乐观，可减轻或消除可能出现的生理不适或心理紧张状态，为社会、为国家做出更多的贡献。

更年期还需特别注意心理卫生保健，诸如，保持家庭环境的稳定，合理安排生活，劳逸结合，根据个人的体力和脑力去从事力所能及的工作；维护良好的人际关系，扩大交往；坚持体育锻炼；正确地面对过去，乐观地看待未来，把危机感降到最低等。

### 3. 老年期心理卫生

进入老年期后，人的生理、心理等方面都会出现一系列变化。人体的各组织和器官功能会逐渐出现种种退行性的衰老变化，使感知觉减退、记忆力下降、智力改变、情绪不稳定、人格发生变化。离退休后，工作和生活环境发生了一系列转变，如从工作上的参加者转为旁观者。从以工作为重心变为以休闲为重心，从以单位为核心变为以家庭为核心，从紧张的生活变为清闲的生活，从接触的人多事多变为接触的人少事少，也就是说从动态变为了静态，从而有可能在思想上由积极状态变为消极状态，精神上由有依赖感变为无依赖感，在思想、生活、情绪、习惯、人际关系等方面出现不适应。

（1）躯体的疾病。老年人比年轻人易患躯体疾病，如高血压、动脉硬化、慢性支气管炎、肺心病、糖尿病、恶性肿瘤等。这类疾病严重影响老年人的健康，对其进行预防和适当治疗是保持晚年情绪愉快、延长寿命的重要措施。老年人要定期检查身体，尽早发现疾病，尽早治疗。

（2）接受现实，保持乐观的情绪。老年人要承认现实，充分认识到生老病死的自然规律是不可抗拒的。对于进入老年期以后生理和心理各方面趋于衰退的变化，在思想上要有所准备，正确对待、泰然处之。

（3）坚持学习。坚持学习，可使老年人紧跟时代前进。老年人可以将学习所得与过去的知识和经验相结合，参加社会活动，做些有益于集体、有益于公众的事，使生活过得有意义。坚持学习，进行脑力锻炼，可以延缓老年人的记忆力和智力衰退。坚持学习是延缓和推迟衰老的重要措施。

（4）培养兴趣爱好，丰富生活。怎样把生活安排得丰富多彩，是老年人心理卫生的一个重要问题。老年人可以到户外进行一些自己喜欢的体育活动，如散步、慢跑、练气功或打太极等，这样可以呼吸新鲜空气，促进血液循环，既有益于身体健康，在心理上也可以获得一种轻松愉快、青春焕发的感受。老年人还可以通过养鸟、养鱼、种花等来填补生活上的空白，增加生活情趣，使自己精神有寄托。

# 第二章

## 心理健康、心理障碍和心理疾病

### 第一节　心理健康的概念与标准

#### 一、心理健康的概念

《简明不列颠百科全书》对心理健康的定义是：心理健康指个体心理在本身及环境条件许可范围内所能达到的最佳功能状态，不是指绝对的十全十美的状态。第三届国际心理卫生大会上对心理健康的观点是：所谓心理健康是指在身体、智能以及情感上与他人的心理健康不相矛盾的范围内，将个人心境发展成最佳的状态。并进一步指出心理健康有四方面标准：（1）身体、智力、情绪十分协调；（2）适应环境，人际关系中彼此能谦让；（3）有幸福感；（4）在工作和职业中，能充分发挥自己的能力，过有效率的生活。日本学者松田岩男认为：心理健康是指人对内部环境具有安定感，对外部环境能以社会上认可的形式适应。也就是说，遇到任何障碍和困难，心理都不会失调，都能以社会上认可的行为加以克服。凡具有这种耐性的状态，就可以说是心理的健康状态。

#### 二、心理健康的标准

相对于身体健康而言，心理健康的标准不易确定，这主要是因为人类心理活动、行为方式丰富多样，以及心理健康问题非常复杂。美国心理学家奥尔波特（Gordon

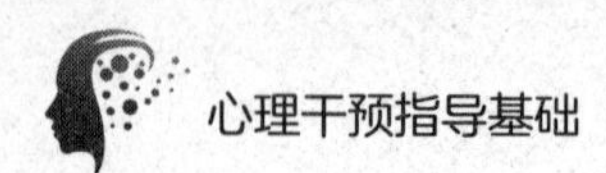



Willard Allport）对心理健康提出的六条标准是：（1）力争自我的成长；（2）能客观地看待自己；（3）人生观的统一；（4）有与他人建立和睦关系的能力；（5）人生所需的能力、知识和技能的获得；（6）具有同情心和对一切有生命之物的爱。也有外国心理学家认为心理健康应该符合以下十条标准：（1）充分的安全感；（2）充分了解自己，并对自己的能力做适当的估价；（3）生活的目标能结合实际；（4）与现实环境能保持接触；（5）能保持人格的完整与和谐；（6）具有从经验中学习的能力；（7）能保持良好的人际关系；（8）适度的情绪表达及控制；（9）在不违背社会规范的情况下，能做有限度的个性发挥；（10）在不违背社会规范的情况下，能恰如其分地满足个人的基本需求。

我国学者根据各方面的研究结果，归纳整理后提出心理健康的八条指标：（1）了解自我，悦纳自我；（2）接受他人，善与人处；（3）正视现实，接受现实；（4）热爱生活，乐于工作；（5）能协调与控制情绪，心境良好；（6）人格完整和谐；（7）智力正常，智商在80分以上；（8）心理行为符合年龄特征。

虽然，国内外各家学派制定的心理健康标准不同，但有一点是相同的：心理健康标准包含人的心理状态和社会适应两个方面的内容。

目前，我国进行这方面的判定主要采用以下几种方法：（1）依据人的主观感受，当某个人心理上受到困扰时，就会主观感受到不适（诸如忧郁、焦虑、痛苦不安、恐惧并想逃避等），这个时候他会意识到自己的感觉“与众不同”，并认为这种不适感正在妨碍自己的工作和生活，已经影响自己的生活质量；（2）是否具有临床症状，以精神疾病的诊断标准来衡量，有无精神不正常的表现；（3）以适应社会的情况作参照，通过观察一个人与其生活的环境是否和谐一致，根据其对自己、对他人、对社会的态度来进行判断；（4）以统计学方法所确定的正常值为依据，在较大的人群中采样进行比较，正态分布曲线显示大多数人的心理特征是正常的（分布居于中间），只有少部分位于两端的人被视为异常。可以这样理解：正常值就是某心理特征在分界处所得到的测量值，是一个相对的界线，而异常就是对平均值的过分偏离。

判断一个人的心理是否健康，除了参照有关标准之外，还必须注意以下问题：（1）心理健康的概念是相对的，指某人在较长一段时间内心境尚可，并不意味着其完全没有不健康的心理和行为；（2）心理健康可划分为不同的等级，同属健康群体内的每一个人的情况也不尽相同，健康水平有高低之分；（3）心理健康是一个动态的过程，始终处于不断的变化之中，判断某个人的心理是否健康，了解其过去是一方面，同时还要用发展的眼光看待其未来；（4）心理健康是个体适应社会的一般性标准，不是个体潜能的充分发挥。

### 三、健康状态

在人们固有的观念中，健康和疾病往往是作为一组对立的概念出现的。然而，近些年来医学界提出了一个新概念：亚健康状态。亚健康状态是指无器质性病变的功能性改变，是人体处于健康和疾病之间的过渡阶段。在这一阶段中对人体进行各种医学检查，指标均属正常，但人主观上却有许多不适的症状和心理体验。通俗的说法就是没有病，但却感觉不健康。亚健康状态是一个人健康状况的警戒信号，它提醒人们应该重视其发生过程，并及早着手改善自己不良的身心状态。

对于亚健康状态的描述很多，大致分为生理和心理两部分。生理方面主要包括感到精力透支，感到精疲力竭，常有一种不能通过休息有效缓解的疲倦感，以及其他身体不适。心理方面主要包括心烦意乱，内心焦灼感，注意力不集中，时常健忘，情绪不稳定，遇事易怒或伤感，以及不由自主地长吁短叹。

## 第二节　常见心理障碍

心理症状是诊断心理障碍的主要根据，是精神科医生和心理咨询师必备的基础知识。

下面所介绍的心理症状大多是在心理咨询工作中经常遇到的或可能遇到的。

### 一、认知障碍

#### 1. 感知觉障碍

（1）感觉过敏。感觉过敏指患者对外界各种一般强度的刺激如光、声、冷、热以及某些不适感的感受性增高以至于不能忍耐。这虽然不是严重的心理症状，但会使患者烦躁不安。多见于神经衰弱或由其他消耗性原因引起的身体虚弱状态。

（2）错觉。错觉即知觉的歪曲，指外界存在某种事物，但感知到的是另一种事物。错觉也可见于正常人，如在疲劳或光线不充足时，把衣架看成一个人，把桌上的帽子看成小动物等。这类错觉时间都较短暂，形象也不清晰，集中注意力即可消除。而病理的错觉持续时间一般较长，形象清晰。

（3）幻觉。幻觉即外界不存在某种事物却感知到这种事物，是一种虚幻的知觉。幻觉在各个感官都可出现，如幻听、幻视、幻嗅、幻味、幻触及内感受器幻觉等。反复出现的幻觉一定是病理现象。在精神分裂症患者中，幻听症状较多见。在心理咨询工作中，如果发现求助者有肯定的幻觉而不自知其虚幻，应仔细进行精神检查以确定诊断，这些求助者大多不是心理咨询和治疗的对象。

2. 思维障碍

正常情况下思维具有以下特征：思维的具体性，指思维具有与客观事物相符合的具体内容，反映思维的真实性；思维的目的性，指思维是围绕一定目的，有意识地进行的；思维的实际性，指思维具有实际的效用；思维的实践性，指思维能够通过实践予以验证；思维的逻辑性，指思维过程符合逻辑规律。

思维障碍，即上述五个思维特征发生紊乱。通过交谈和观察病人所书写的内容及相关的行为表现，可以发现思维障碍症状。思维障碍包括思维形式障碍和思维内容障碍。

（1）思维形式障碍。思维形式障碍包括思维的量和速度的变化、思维联想过程的障碍以及思维逻辑障碍。具体症状有以下几种：

1）思维贫乏。思维内容空洞，联想贫乏，语量少。患者不主动讲话，回答问题也很简单。患者对这种表现并不自觉，也不为此感到着急，多见于精神分裂症。

2）思维迟缓。思维迟缓也叫抑制性思维，和思维贫乏不易区分，也是讲话少、不主动。但仔细观察就可发现，患者的思维内容并非空洞、贫乏，而是联想困难，思考似乎很费劲。患者自己也会对此感到着急。该症状常伴有抑郁情绪，多见于抑郁症。

3）强制性思维。患者感到脑子里出现大量的思维内容，完全不受自己支配，好像是一种外力强加给自己的。思维没有固定的内容，患者也不设法去控制它。该症状多见于精神分裂症。

（2）思维内容障碍。思维内容障碍包括妄想、超价观念和强迫观念。

1）妄想。妄想是一种在病理基础上产生的歪曲的信念，发生在意识清晰的情况下，是病态推理和判断的结果。其具有如下特点：所产生的信念无事实依据，但患者坚信不疑，不能被亲身经历所纠正，亦不能为事实所说服；妄想内容与切身利益、个人需要和安全密切相关；妄想具有个人特征，不同于集体所共有的信念，妄想内容受个人经历和时代背景的影响。

患者把和他无关的事物和现象看作和他有关的，叫作关系妄想。例如，认为周围人的一举一动、街上的广告、报纸上的新闻、广播的消息都是针对他的。患者毫无根据地认为某些人或某个集团在打击他、陷害他，叫作被害妄想。患者感到自己的心理活动受外力控制、干扰和操纵，或感到有一种外力刺激他的身体使他痛苦、不适，内容多是被害性质的，叫作影响妄想。

2）超价观念。超价观念是在意识中占主导地位的错误观念，其发生一般均有事实的根据。此种观念片面而偏激，但在逻辑上并不荒谬。超价观念的内容往往与切身利益有关，并带有强烈的情感作用，影响其行为，如艺术家对自身才华的超价观念。该症状多见于人格障碍和心性障碍。

3）强迫观念。强迫观念是某一固定的观念在患者意识中反复出现，这些观念是患者不愿意想的且伴有主观的被迫感觉和痛苦感觉，往往越想控制，这些念头越出现。患者可以意识到这些念头是自己想的，不是外力强加的，所以，一方面在理智上想控制它，另一方面在内心深处又要去想，好像有两个力量在较量。患者一般会希望摆脱这种状态并主动求医治疗。该症状主要见于强迫症，有些不典型的强迫观念也可见于抑郁症。

### 3. 记忆障碍

记忆是既往事物经验的重现，是将感知过或经历过的印象和体验保持下来并再现的心理活动。它是使储存在脑内的信息重复出现在意识中的功能，是以往经验的保存和回忆的过程，包括识记、保持、再识及回忆四个基本过程。临床常见的记忆障碍有以下几种。

（1）记忆减退。记忆减退指记忆的四个基本过程普遍减退。由于大脑器质性病变引起的记忆减退症状都较严重，是真正的记忆减退。患者不仅记不住病前能记住的事，也记不住一般人能记住的事，例如记不住刚见过面的人、刚做过的事。严重时，患者对自己的记忆减退状况大多不能自觉，不承认自己记性不好。这种情况多见于各种器质性痴呆。非器质性原因引起的记忆减退相当多见，例如神经衰弱患者经常诉说的健忘现象，大多不是真正的、普遍性的记忆减退。患者对一般的事难以记住，但对引起他们烦恼的事却能记住。

（2）错构。错构是一种病理性的记忆障碍，通过别人的提醒和对证也不能纠正。患者回忆起来的事不但在时间、地点上与事实有出入，在内容上也是错误的。例如，把本来是别人做过的事、说过的话回忆成是患者所做所说的。错构见于精神分裂症和阿尔茨海默病。

（3）虚构。虚构指患者坚持认为他做过或经验过没有做过的事或没有经历过的经验。患者常表现得非常认真，并非有意说谎。虚构可以说是用想象的内容来填补记忆的空白，但患者自己并不承认，多见于老年性精神病和酒精中毒性精神病。

### 4. 注意障碍

（1）注意及其特征。注意是指心理活动对一定对象的指向性和集中性，一般具有以下特征：

1）注意的广度，也称注意范围，是指在一瞬间能清楚地把握对象的数量，即瞬间知觉活动。

2）注意的强度，即注意的集中性，是指注意指向一定事物时的聚精会神程度。

3）注意的稳定性，是指注意保持在某种事物或活动上的时间，其相反状态为注意分散。

4）注意的选择性，是指同一时间内心理活动指向集中并保持在某些对象上而离开另外一些对象。

当发生注意障碍时，上述特征受损。多种精神疾患可发生注意障碍。

（2）常见注意障碍

1）注意增强。注意增强指主动注意的增强，对于有妄想观念的患者，注意增强指向外在的某些事物，患者过分地注意别人的一举一动，以为是针对他的。对于有疑病观念的患者，注意增强指向患者本身的某些生理活动，患者过分地注意自身的健康状况或使他忧愁的病态思维。

2）注意涣散。注意涣散因主动注意的不易集中、注意稳定性分散所致，多见于神经衰弱及精神分裂症。

3）注意减退。注意减退指主动及被动注意兴奋性减弱，注意的广度缩小，注意的稳定性也显著下降，多见于疲劳状态、神经衰弱、脑器质性精神障碍及伴有意识障碍。

4）注意转移。注意转移主要指被动注意的兴奋性增强，注意稳定性降低，注意的对象不断地转换，多见于双相情感障碍躁狂发作患者。

5）注意衰退。注意衰退指患者不能留意观察和主动将注意集中于外界客观环境，也就是说外界客观事物难以引起患者的注意，为精神分裂症基本症状之一。

### 5. 智能障碍

智能是一个复杂的综合精神活动的功能，是对已获得的知识、经验的运用，是用以解决新问题、形成新概念的能力，与感知、记忆、注意、思维有密切关系。智能障碍包括精神发育迟滞和痴呆两大类型。

## 二、情绪情感障碍

情感是指个体对客观事物的态度体验，既具情境性，又具稳定性和长期性。情绪是指个体受到生活环境中的刺激时，各种需要是否得到满足而产生的直接反应，持续时间较短，其稳定性带有情境性，伴有明显的生理功能变化和外部表现。情感和情绪活动相互依存，二者与人的认识、行为活动及社会交往均有着密切的联系。

**1. 情感淡漠**

情感淡漠表现为情感活动的减退或丧失。患者对周围环境的变化丧失情感反应，严重时对自己的身体健康漠不关心，生活懒散，不理发、不洗脸，对饥饿和疼痛反应也不大。情感淡漠症状是精神分裂症晚期或单纯型精神分裂症的主要症状，和思维贫乏同时存在。

**2. 情绪低落**

情绪低落也可称情绪抑郁，表现为负性情感活动增强，悲伤、抑郁的情绪经常占优势。较轻的情绪低落仅表现出对以前感兴趣的事物缺乏兴趣，不愿和人来往，但对人的态度变化还不明显。严重的情绪低落则表现为苦闷、悲伤、面带愁容、行动减少。情绪低落见于抑郁性精神病或并发性抑郁。

**3. 焦虑**

焦虑是指过分担心发生威胁自身安全和其他不良后果的心境。患者表现为紧张恐惧、顾虑重重，认为病情严重无法治疗，或认为问题复杂无法解决，以致搓手顿足、坐卧不安。焦虑多见于焦虑性神经症及更年期精神障碍。

惊恐发作，为急性和严重的焦虑发作。发作时患者有濒死感、失控感和大祸临头感，伴有明显的循环系统、呼吸系统、泌尿系统和自主神经系统症状。一般发作持续时间较短，为几分钟至十几分钟。

**4. 情感脆弱**

情感脆弱是一种情感调节上的障碍，表现为在外界轻微刺激下甚至无明显外界因素影响下，情绪容易波动，导致伤心流泪或兴奋激动。性格软弱的正常人也可表现出轻度情感脆弱，但经常出现的情感脆弱是病态的。该症状多见于动脉硬化性脑病、外伤性精神障碍、神经衰弱等。

## 三、意向行为障碍

意向是人们在生活中产生的各种要求的总称，可分为低级意向和高级意向：低级意向是指较为原始的本能要求，如食欲、性欲和防御本能；高级意向是指随着人类社会的发展出现的精神欲望，如要学习、要劳动、要文化娱乐活动、要对人类有所贡献等。正常人不可能没有低级意向，在低级意向得到满足以后，高级意向才会在心理上占优势。为了满足这些意向，就要采取行动。

有目的有动机的行动就是行为。如果目的和动机反映了客观现实，行为就是正常的，是人们可以理解的。在复杂的社会环境中，要使各种要求都得到满足并不是容易做到的。一个人根据某种动机和需要，自觉地确定目标并付诸行动以实现预定的目标，这个心理过程就是意志，它是认识过程和情感过程发展的结果。

在心理咨询的临床实践中可能遇到的意向行为障碍有以下几种。

1. 意向缺乏

意向缺乏主要是指高级意向的减退和缺乏。患者在学习、工作和生活中的各种要求逐渐降低，表现为不负责、不认真或无故不上学、不上班等。患者的生活没有规律，早睡晚起、不讲究卫生，甚至不理发、不洗脸、不换衣服等。患者对自己的这些变化不能觉察，也不承认有这些变化。

意向缺乏常和情感淡漠、思维贫乏同时存在，是精神分裂症慢性阶段的特征性症状，单纯型精神分裂症早期，意向缺乏现象进展缓慢，有时会在很长一段时间内，例如几年内，不被人认为是精神异常的表现。

2. 意向增强

意向增强有高级和低级之分。高级意向增强一般是由妄想引起的，例如一个有被害妄想的患者常常花许多金钱和精力，不知疲倦地到处控诉他妄想中的敌人。一般所说的意向增强主要是低级意向增强，患者表现为贪吃、性欲亢进，甚至不顾公共道德。低级意向增强见于狂躁抑郁性精神病和精神分裂症。

3. 意向倒错

意向倒错主要是指食欲和性欲的倒错。食欲倒错表现为吃正常人不愿吃或厌恶的东西，如土块、脏纸等；性欲倒错表现为异常的性偏好和性行为。

4. 强迫意向和强迫动作

患者有做出某种动作的强烈冲动，但不付诸行动，叫作强迫意向。例如看到刀子就想拿起来去砍别人或砍自己，走到河边或桥上就有一种强烈冲动要跳下河去。患者不会真地做出这类行动但又担心控制不住这些冲动而变得焦虑，只好避开这类事物或处境。强迫动作是指患者理智上不愿做出某种动作，但在行动上又要去做。患者一面做出这些动作，一面又要控制它，但大多数情况下控制不住，所以非常焦急。例如，患者每天早上穿衣服时要按照一定的顺序，稍稍感到不合适，就要脱下来重新再穿，甚至重复多次。这类动作往往要耗费很多时间和精力，患者理智上也认为无此必要，但又不能不做。强迫意向和强迫动作都见于强迫症，患者对此类行为有病感，会主动要求医治。

### 四、自知力障碍

自知力是患者对自己实际存在的躯体疾病和心理异常的辨认和判断能力。躯体疾病患者一般会感到自己患了病，感到痛苦，不论是否积极求治，都不希望这种病痛持续存在，因此是有自知力的。而严重精神疾病如精神分裂症的患者则不然，他们对自身异常的思维、情感和行为完全不能觉察和客观判断，不承认自己有病。

有些经过治疗病情有所好转的精神疾病患者能够承认有过精神失常，对已经消失的明显症状如荒谬的妄想和幻觉能体验到并承认其异常，但对不明显的症状如不十分荒谬的关系妄想仍然不能认识到是病态，或承认患有精神疾病但说不出具体内容，这说明患者的自知力是不完整的。精神疾病患者经过治疗不仅能认识到并承认自己患了精神疾病，还能站在正常人的立场上对自己病中的表现予以正确的、客观的分析、评价和判断，并为自己的心理健康担忧，这才表明患者的自知力完整地恢复了。因此，自知力是判断精神疾病患者好转程度极其重要的标志。

许多强迫症患者尽管因为自己烦人的观念和行动无法克制而苦恼，希望摆脱，但内心中又承认做出那些行动是必要的、合理的。这类患者对自己的病态行为只能说有病感而不能说有完整的自知力。病感是精神疾病如精神分裂症鉴别的极其重要的标志，也正是由于病感，患者才会主动找医生求治。

## 第三节　心理问题与心理紊乱

### 一、概述

心理诊断的一项重要任务，是对非精神病性的心理问题与心理紊乱进行分析、判断和分类。这种分类直接关系到确诊和治疗方法的选择，所以它是极为重要的诊断环节。《疾病和有关健康问题的国际统计分类（第十次修订本）》（ICD-10）和《中国精神障碍分类与诊断标准（第三版）》（CCMD-3），把精神病性障碍和非精神病性心理紊乱做了严格区分。无疑，精神病性障碍属于精神病学的研究对象，而非精神病性的心理问题与心理紊乱则是临床心理学（包括心理咨询与心理治疗）的研究对象。临床心理咨询与治疗在诊断和治疗中长期依附于精神病学，特别是对所谓“神经症”这类心理紊乱的诊断治疗始终是精神病学的一部分。所以，临床心理咨询一直对非精神病性的心理问题与心理紊乱拿不出本学科的分类标准和本学科的科学概念，更无法用本学科的专门术语去分析概括这类心理问题与心理紊乱现象。

由于临床心理学与精神病学有相当一部分交叉，所以临床心理学常常借用精神病学症状分类法而提出某些“疾病单元”（如强迫症、焦虑症、恐怖症等）。然而，一门独立的学科，当发展到一定水平时，提出最适当的概念去描述和概括本学科的工作对象是学科发展水平的关键标志。为适应学科发展和临床实践的需要，将非精神病性心理紊乱按其严重程度分为三种类型，即心理问题、心理紊乱和边缘状态。

1. 心理问题

心理问题的内容尚未泛化而只局限在引发事件本身；其反应强度一般，并没有严重影响思维逻辑。心理问题如婚姻家庭问题、人际关系问题、社会适应问题等。

2. 心理紊乱

心理紊乱反应强度剧烈并严重影响思维逻辑。初始反应强烈，如在暴怒情况下出现强烈的非理性行为，心理行为异常持续的时间较长（一个月以上），心理负担长期难以克服。由于长期的精神折磨，患者有时伴有躯体化症状或人格上的问题，如心理生理障碍、退缩与攻击。

3. 边缘状态

边缘状态是指既无法纳入精神病学（含神经症）诊断标准，又超越了临床心理学诊断范围的临床相。只有心理学家和精神病学家会诊，方可确定使用心理学治疗方案抑或使用精神病学治疗方案对其进行治疗。

## 二、常见心理障碍的临床疾病分类

常见心理障碍的临床疾病分类详细内容请参照 CCMD-3。

1. 精神病性障碍

精神病性障碍是一类严重的心理障碍。大多数患者在患病期间对自己的异常心理表现完全丧失自我辨认能力，不承认自己有病，当然也就不会主动求医。有些精神病是由躯体疾病引起的，如传染病、中毒、外伤及其他严重躯体疾病，在这种情况下，心理症状是整个躯体疾病临床表现的一部分，躯体疾病治好了，心理症状也随之减轻或消失。这类障碍需要精神科和相应的内外科医生共同处理，不属于心理咨询的服务对象。

（1）精神分裂症。精神分裂症为最常见的一种精神病，约占精神病院住院患者的60%，患病率在我国为0.1%～0.3%。长期随访结果表明，患者中41%工作生活能力显著衰退或仅有部分工作生活能力，痊愈者仅26%，可见其危害性之大。该病的病因、发病机制迄今尚未明白，虽有各种假设，但未被公认，一般认为其与遗传有关，但并非遗传性疾病，因仅有与其相关的遗传素质与倾向。

精神分裂症的主要临床表现是患者的思想情感和行为不同程度地与现实环境脱离，沉醉于自己的病态体验中。对外界事物的情感反应淡漠甚至出现情感倒错或歪曲，意向减退，行为懒散，这是精神分裂症的基本症状。多数患者在发病后相当长的时间内还可能保持和别人交往，但他人会发现患者的有些表现难以理解。精神分裂症早期常有关系妄想、被害安全妄想或幻觉，这些症状常使患者做出各种怪异行为。一旦发病，症状便逐步发展、加剧，极少有自发缓解的情况。

本症常见的类型有：青春型，以愚蠢欢乐、性本能逸释为多见；偏执型，以妄想、幻觉为主；紧张型，以精神运动性抑制障碍为主；单纯型，缓慢发展，后果严重。治疗方面，各种抗精神病药物均可选用，应力争早期治疗，并长期随访服药。

（2）偏执性精神病。偏执性精神病又名妄想性精神病，是以妄想为中心的一组精神病，属于内因性精神病范畴。除妄想外，患者人格常保持完整，并有一定的工作及社会适应能力。

偏执性精神病在临床上主要分为偏执狂精神病和类偏狂精神病两类。

偏执狂精神病患者主要有不可动摇的、固定的系统性妄想，慢性演进，呈不易缓解的“持久性”，妄想发展逐渐完整，从而自成体系。若不了解这些情况，会误认为患者人格结构完整，故很易被蒙蔽。患者对妄想对象可能施行暴力伤害，因此带有一定的社会危害性。患者无幻觉，难以治疗，必要时应长期收容疗养。

类偏狂精神病患者也是以妄想为主，一般会伴有幻觉（以幻听、幻触为多见），但妄想结构不如偏执狂紧密，系统化程度弱。患者人格较完整，可保持一定的工作和生活能力。如患者还有精神分裂症的基本症状，则属精神分裂症妄想型；如有明显精神因素且因素消除后能较快缓解，则属反应性类偏狂。

偏执性精神病要与正常的猜疑相区别。猜疑有一定客观依据或有可以理解的原因，经分析解释后不再坚持。偏执性精神病发病年龄一般较大。

**2. 心境障碍**

心境障碍是以明显而持久的心境高涨或心境低落为主的一组精神障碍，并有相应的思维和行为改变，也称为情感性精神障碍，大多数患者有反复发作的倾向。

同心境高涨一起出现的症状有思维奔逸和精神运动性兴奋，故称“三高症状”。有时会出现易激动、自负自傲、行为莽撞，这些症状表现持续一周以上，即考虑为躁狂发作或躁狂症。同心境低落一起出现的症状有思维迟缓及语言动作减少和迟缓，故称“三低症状”。往往伴有失眠、乏力、食欲不振、工作效率低和内感性不适（精神运动性抑制），症状持续两周以上，即称为抑郁发作，也常称为抑郁障碍或抑郁症。

心境障碍患者抑郁或狂躁的程度以及其症状的组合形式有很大的差异，从轻微的心境波动至精神病性症状的出现都可见到。其中心境障碍目前属于躁狂发作或者抑郁发作，但也有相反的临床相或混合性发作现象，称为双相障碍。

（1）躁狂发作。躁狂发作可分为轻性躁狂症、无精神病性症状躁狂症、有精神病性症状躁狂症、复发性躁狂症等几种类型。

（2）双相障碍。双相障碍的特点是反复（至少两次）出现心境和活动水平明显紊乱的发作，紊乱有时表现为心境高涨、精力和活动增加（躁狂发作），有时表现为心境低落、精力和活动减少（抑郁发作）。

（3）抑郁发作。抑郁发作以心境低落为主，与其处境不相称，可以从闷闷不乐到悲痛欲绝，甚至发生木僵。严重者可出现幻觉、妄想等精神性症状。抑郁发作包括轻性抑都症、无精神病性症状抑郁症、有精神病性症状抑郁症、复发性抑郁症四种类型。

（4）持续性心境障碍。持续性心境障碍表现为持续性，并常有起伏的心境障碍，每次发作极少（即或有的话）严重到足以描述为轻躁狂，甚至不足以达到轻度抑郁。该症一次持续数年，有时甚至占据个体一生中的大部分时间，因而造成相当程度的主观痛苦和功能残缺。持续性心境障碍主要包括环性心境障碍（反复出现心境高涨或低落）及恶劣心境（持续出现心境低落）两种类型。

### 3. 神经症性障碍

神经症，旧称神经官能症，是一组精神障碍的总称，主要可表现为烦恼、紧张、焦虑、恐惧、强迫、疑病症状或神经衰弱症状等，起病常与心理社会因素有关。其症状无确定的器质性病变基础，依其主要临床表现，又可区分为若干类型。

（1）恐怖症。恐怖症又称恐怖性焦虑障碍，是一种以过分和不合理地惧怕外界客体或处境为主要症状的神经症。患者对某些情境、场合产生不必要的恐惧的心情，不能自控地尽量回避，不但别人认为难以理解、全无必要，有时本人也知道这是不切实际、不合情理的，但却不能摆脱，十分苦恼。患者常采取回避行为，并有焦虑症状和自主神经功能障碍等心理障碍。

恐怖症主要分为三种类型：场所恐怖，最初用这一名称描述对广场感到恐惧的综合征，目前已不限于广场，还包括对人群拥挤场合、商店、车厢或机舱等感到恐惧，也包括害怕空旷地方，害怕离家或独自一人在家；社交恐怖，常起病于少年，表现为害怕被人审视、回避社交，如在公共场所吃饭、讲话或与异性交谈感到紧张不安，害怕被人观看、注视；特定恐怖，指特殊物体或情境引起的不合理焦虑，如某些动物、锐器、登高、雷雨、黑暗、外伤或出血、疾病等，特定恐怖在儿童中常见。

（2）焦虑症。焦虑是一种内心紧张不安，预感到似乎将要发生某种不利情况而又难于应付的不愉快情绪。与恐惧不同，恐惧在面临危险时发生，而焦虑发生在危险或不利情况来临之前。

焦虑症可分为以下两种类型：

1）惊恐障碍。其基本特征是反复发作的严重焦虑（惊恐发作），发作不限于某一特殊情境或场合，因而难以预料。主要症状因人而异，但常有突发的心悸、胸闷、窒息感和眩晕感。几乎所有惊恐发作患者都继发出现对死亡的恐惧，部分患者有出冷汗、手抖、站立不稳的症状。

2）广泛性焦虑症。其基本特征为广泛和持续的焦虑，表现为缺乏明确对象和具体内容的提心吊胆和紧张不安。除了焦虑心情外，还有显著的肌肉紧张，以及运动性不安。

（3）强迫性障碍。强迫性障碍是以不能为主观意志所克制，反复出现的观念、意向和行为为临床特征的一类心理障碍，简称“强迫症”。强迫症的特点是有意识的自我强迫和自我反强迫同时存在，二者的尖锐冲突使患者焦虑和痛苦，患者能够体验到观念或冲动来源于自身，却违反自身的意愿，遂极力抵抗和排斥，但无法控制。患者认识到强迫症是异常的，但无法摆脱病程迁延的强迫。

临床上根据其表现，大体可将强迫症分为强迫思想及强迫行为两类。以强迫思想为主的临床相，包括强迫观念、强迫回忆、强迫表象、强迫性对立观念、强迫性穷思竭虑、强迫性害怕丧失自控能力等；以强迫行为为主的临床相，表现为反复洗涤、反复核对检查、反复询问或其他反复的仪式化动作等。

（4）躯体形式障碍。躯体形式障碍的主要特征是患者反复陈述躯体症状，不断要求给予医学检查，无视反复检查的阴性结果，不管医生关于其症状并无躯体基础的再三保证。患者有时有某种躯体障碍，但并不能解释其症状的性质和程度，不能解释自身的痛苦与先占观念。

躯体形式障碍包括躯体化障碍、疑病症、躯体形式的自主神经功能失调和持续的躯体形式的疼痛障碍等。

1）躯体化障碍。躯体化障碍是一种以多种多样、经常变化的躯体症状为主的神经症。

2）疑病症。疑病症突出表现为患者对自身健康状况过于关切，有各种主观症状，但各种检查均不足以确定其有任何器质性疾病，也未发现这些主观症状的躯体原因，医生的解释不能消除其疑虑。

3）躯体形式的自主神经功能失调。躯体形式的自主神经功能失调患者表现的症状似乎是由于自主神经支配的器官和系统的躯体障碍所致，最常见的情况是心血管、呼吸道和肠道症状，但并无有关器官和系统存在躯体疾病的证据。

4）持续的躯体形式的疼痛障碍。精神性疼痛、心因性背痛或头痛以及其他与情绪冲突有关的躯体形式的疼痛均归入此类。持久、严重、令人痛苦却又不能用生理过程或躯体障碍完全加以解释的疼痛，是这类障碍的突出表现。心理社会问题常是此类疼痛障碍发生的主要原因。

（5）神经衰弱。神经衰弱的主要临床相是与精神易兴奋相联系的精神易疲劳、心情紧张、烦恼和易激惹等情绪症状，以及肌肉紧张性疼痛和睡眠障碍等生理功能紊乱症状。临床表现主要为：精神疲乏，注意力难以集中，工作效率降低等衰弱症状；回忆及联想增多且控制不住，对声、光敏感的兴奋症状；易烦恼、易激惹的情绪症状；紧张性疼痛；入睡困难、多梦等睡眠障碍。

**4. 反应性精神障碍及癔症**

（1）反应性精神障碍。反应性精神障碍又称应激相关障碍，是指一组主要由心理、社会（环境）因素引起异常心理反应而导致的精神障碍。决定本类型精神障碍的发生发展因素有：生活事件和生活处境，如剧烈的超强精神创伤或生活事件，或持续困难处境；社会文化背景；人格特点、教育程度、智力水平，以及生活态度和信念等。

反应性精神障碍包括急性应激障碍、创伤后应激障碍、适应障碍。

1）急性应激障碍。急性应激障碍以急剧、严重的精神打击为直接原因，在受刺激后立刻（1小时之内）发病。主要表现为强烈恐惧体验的精神运动性兴奋，行为有一定的盲目性，或者表现为精神运动性抑制，甚至木僵。如果应激源被消除，症状往往历时短暂，通常在五个月内缓解。预后良好，缓解完全。

2）创伤后应激障碍。创伤后应激障碍是由异乎寻常的威胁性或灾难性心理创伤引发，导致延迟出现和长期持续的精神障碍。主要表现为反复发生的创伤性体验重现，或因面临与刺激相似或有关的境遇而感到痛苦和不由自主地反复回想，出现持续的警觉性增高、持续的回避及对创伤性经历的选择性遗忘。

3）适应障碍。适应障碍因长期存在应激源或困难处境，加上患者有一定的人格缺陷而产生，症状以烦恼、抑郁等情感障碍为主，同时有适应不良的行为障碍或生理功能障碍，并使社会功能受损。应激因素消除后，症状持续一般不超过6个月。

适应不良的行为障碍有退缩、不注意卫生、生活无规律等。生理功能障碍有睡眠不好、食欲不振等。

（2）癔症。癔症是指一种以解离症状和转换症状为主的精神障碍，这些症状没有可证实的器质性病变基础。癔症的起病常受心理社会（环境）因素影响，常见于青年期和更年期，女性较多。

解离症状是指部分或完全丧失对自我身份识别和对过去的记忆，转换症状是指在遭遇无法解决的问题和冲突时产生的不快心情，以转化成躯体症状的方式出现。

**5. 人格障碍**

人格障碍是指人格特征明显偏离正常，使患者形成了一贯的反映个人生活风格和人际关系的异常行为模式。这种模式显著偏离特定的文化背景和一般认知方式（尤其在待人接物方面），明显影响患者社会功能与职业功能，造成对社会环境的适应不良，患者为此感到痛苦，并已具有临床意义。患者虽然无智能障碍，但适应不良的行为模式难以矫正，仅少数患者在成年后可有改善。人格障碍通常开始于童年期或青少年期，并长期持续发展至成年甚至终身。

患者个人的内心体验与行为特征在整体上与其所在文化所期望和所接受的范围明显偏离，这种偏离是广泛、稳定和长期的，表现为：对人和事物的感知及解释，即认知的异常偏离；情感反应的异常偏高；控制冲动及对满足个人需要的异常偏离；人际关系的异常偏离。

临床常见的人格障碍有以下类型：

（1）偏执性人格障碍。偏执性人格障碍以猜疑和偏执为特征。

（2）分裂性人格障碍。分裂性人格障碍以观念、行为、打扮奇特，情感冷漠，人际关系明显缺陷为特征。

（3）反社会性人格障碍。反社会性人格障碍以行为不符合社会规范，经常违法乱纪，对人冷酷无情为特征。

（4）冲动性人格障碍。冲动性人格障碍又称攻击性人格障碍，以阵发性情感爆发，伴明显冲动性行为为特征。

（5）表演性人格障碍。表演性人格障碍又称为癔症性人格障碍，以过分感情用事或夸张言行以吸引他人注意为特征。

（6）强迫性人格障碍。强迫性人格障碍以过分要求严格与完美无缺为特征。

（7）其他类型。其他类型如焦虑性人格障碍、依赖性人格障碍等。焦虑性人格障碍的特征是一贯感到紧张、提心吊胆、不安全和自卑，总是需要被人喜欢和接纳，对拒绝和批评过分敏感，因习惯性地夸大日常处境中的潜在危险，所以有回避某些活动的倾向。依赖性人格障碍的特征是不能独立解决问题，怕被人遗弃，常感到自己无助、无能和缺乏精力。

**6. 心理生理障碍**

心理生理障碍又称心理因素相关生理障碍，是指一组与心理社会因素有关的以进食、睡眠及性行为异常为主的精神障碍，包括进食障碍、睡眠障碍、性功能障碍。

（1）进食障碍。进食障碍是指一组以进食行为异常为主的精神障碍，主要包括神经性厌食、神经性贪食及神经性呕吐。

神经性厌食是一种多见于青少年女性的进食行为异常，特征为故意限制饮食，使体重降至明显低于正常的标准，为此采取过度运动、引吐、导泄等方法以减轻体重。神经性贪食是一种进食障碍，特征为反复发作和不可抗拒的进食欲望及暴食行为，患者有担心发胖的恐惧心理，常采取引吐、导泄、禁食等方法以消除暴食引起的发胖。神经性贪食可与神经性厌食交替出现，两者具有相似的病理心理机制及性别、年龄分布。神经性呕吐是指一组以自发或故意诱发反复呕吐为特征的精神障碍。

（2）睡眠障碍。睡眠障碍指各种心理社会因素引起的非器质性睡眠与觉醒障碍，包括失眠症、嗜睡症和某些发作性睡眠异常情况（如睡行症、夜惊、梦魇等）。

失眠症是一种以失眠为主的睡眠质量不满意状况，其症状均继发于失眠，包括难以入睡、睡眠不深、多梦、早醒、醒后不易再睡、醒后不适感、疲乏等。失眠症可引起患者的焦虑、抑郁或恐惧心理，并导致精神活动效率下降，影响社会功能。

嗜睡症指白天睡眠过多，并且不是由于睡眠不足、药物、酒精、躯体疾病所致，也不是某种精神障碍（如神经衰弱、抑郁症）症状的一部分。

（3）性功能障碍。性功能障碍常见症状为性欲减退、阳痿、早泄、性高潮缺乏、阴道痉挛、性交疼痛等。

# 第三章

# 心理测验

## 第一节　心理测验概述

心理测验作为心理学的研究方法之一，始于欧洲，20 世纪初传入中国，引起心理学家与临床工作者的关注。无论是进行临床诊断、判定疗效，还是进行心理咨询和心理治疗，都必须以心理测验为基础。

### 一、心理测验的基本概念

#### 1. 心理测验的发展

科学的心理测验是在 19 世纪的欧洲发展起来的。首先倡导科学心理测验的学者是英国生物学家和心理学家高尔顿（F. Galton）。作为达尔文的表弟，他深受进化论思想的影响，提出人的不同气质特点和智能是按身体特点的不同而遗传的。为了研究差异的遗传性，他设计了测量差异的方法。这虽然不是正式的心理测验，但可视为心理测验的开端。高尔顿也为心理测验奠定了统计学基础，他提出了相关的概念，他的学生皮尔逊（K. Pearson）加以发展，创立了积差相关法，这使判定心理测验的信度、效度和进行因素分析成为可能。

另一个对促进心理测验发展做出巨大贡献的是美国心理学家卡特尔（J. M. Cattell）。1890 年卡特尔在《心理》杂志上发表《心理测验与测量》一文，这是心理测验这个术语第一次出现于心理学文献中。卡特尔认为，心理学若不立足于实验与测量之上，就不能够有自然科学的准确性。他当时就极力主张测验手段和考试方法应有统一规定，并要有常模以便比较。所有这些都是测量学上的重要概念。

20 世纪初，法国心理学家也对心理测验产生了浓厚兴趣。1904 年，法国教育部委派许多教育家、医学家和科学家组成了一个委员会，专门研究公立学校中智力落后儿童的教育方法。作为委员之一，比内（A. Binet）极力主张用一种测验方法区别和发现智力落后的儿童。他与助手西蒙（T. Simon）于 1905 年在《心理学年报》上发表了一篇文章，题为《诊断异常儿童智力的新方法》，在这篇文章中他介绍了一个包括 30 个测验项目的量表，即比内 – 西蒙智力量表。这个量表很粗糙，但它在心理测验史上极其重要，是世界上第一个正式的心理测验量表。1908 年，比内发表修订后的比内 – 西蒙智力量表，删掉了 1905 年量表中不合适的项目，增加了一些新项目，使测验项目总数达到 59 个。在这次修订中，比内首次采用智力年龄的方法计算成绩，并建立了常模，这是心理测验史上的一个创新。

在此以后，心理测验主要有以下几个方面的发展。

（1）操作测验的发展。比内 – 西蒙智力量表大部分内容是文字材料，对于未受过教育的儿童无法使用，尤其是在理论上，这类量表有一个很重要的限制，即偏重于用语言文字材料去测量智力，只能着重测量智力的一个方面，而不能有效地测定整体的智力。理论上的缺陷和实际上的需要，推动了操作测验的问世和发展。

（2）团体智力测验的发展。比内 – 西蒙智力量表是个别测验，每次只能测查一个人，这在时间上是很不经济的。而团体测验可以在同一时间测量许多人，这是心理测验方式的极大进步，也扩大了测验的应用范围。第一次世界大战期间，在奥提斯（A. S. Otis）所编制的团体测验的基础上发展而来的陆军甲种和乙种智力测验，被广泛用于美军对官兵的选拔和兵种分派。战后此种测验经改造又被广泛用于教育和工商领域。

（3）能力倾向测验的发展。20 世纪 30 年代是因素分析盛行的十年，在此期间多项能力倾向测验被编制出来，这些测验为分析个人心理品质的内部结构提供了适用的工具，逐渐受到人们的重视。此外，普通能力倾向（智力）测验也向多元化发展。在这里要特别提及韦克斯勒（D. Wechsler）编制的学前儿童、学龄儿童和成人智力量表。一方面，他在前人工作基础上，大胆地抛弃了智龄这个测量单位，而运用离差智商代替比率智商；另一方面，他将智力量表分为言语和操作两部分，每个部分又包含不同的分测验，这样不仅可计算智商总分，还可区分智力的不同侧面。

（4）人格测验的发展。心理测验的另一领域是涉及情感或行为等非智力方面的人格评估，通常包括对性格、气质、情绪状态、人际关系、动机、兴趣和态度的测量。

人格测验的先驱是克雷佩林（E. Kraepelin），他最早将自由联想测验用于精神病人。而1920年问世的罗夏测验（Rorschach Test）则是投射测验的发端。自20世纪40年代后，人格测验的种类逐渐增多，并在技术上得到改进，如明尼苏达多相人格调查表（MMPI）、卡氏16种人格因素问卷（16PF）、艾森克人格问卷（EPQ）等。

我国近代心理测验大约源于1914年。20世纪二三十年代，我国心理学家曾两次修订过比内－西蒙智力量表。但自此之后的几十年间，我国的心理测验工作由于多种原因一直处于停滞状态。自1979年以来，全国各地的心理学家组织多个协作组，先后对国外广泛采用的智力和人格测量工具进行修订。近年来我国的心理学家正在致力于测验本土化，编制适合我国文化背景的智力测验、人格测验、适应行为量表等，并已取得了初步成功。

**2. 心理测验的定义**

心理测验就是根据一定的法则，用数字对人的行为加以确定，即根据一定的心理学理论，使用一定的操作程序，给人的行为确定出一种数量化的价值。

这个定义主要包含了以下三个基本要素。

（1）行为样本。心理测验测量的是人的行为，严格地说，是一个人对测验题目所进行的反应。一个测验不可能包含所要测量的行为领域的所有可能的题目，它所包含的只是全部可能题目的一个样本。

行为样本的意义与对水文、空气和人体血液等进行物理化学分析时的取样相同，都是通过观测或调查对象的部分以研究对象的全部。心理测验在测量个别差异时，往往只是对少数经过慎重选择的样本进行观察，来间接推知被试者的心理特征。取样研究的有效性关键在于样本的代表性，即不是任何部分都可代表全部。

所谓行为样本，就是指有代表性的样本，或者说根据某些条件所取得的标准样本。显然，这种行为必须是能够提供足够有用的信息，能反映被试者行为特征的一组行为。然而，由于所取得的标准样本只代表某些心理功能，并不能反映这种功能的全部，所以可能有某种程度的偏差。因此，只有在全部了解行为样本的意义以后，才能正确使用心理测验。

（2）标准化。标准化是指测验的编制、实施、计分以及测验分数解释程序的一致性。为了使不同的被试者所获得的分数有比较的可能性，测验的条件对所有被试者都必须是相同的。在测验编制时，测验题的印刷和成批生产的器具要保证物理性质上的一致；对被试者的指导语要尽量全面，凡影响测验作业的情况都要有详细的说明，以减少被试者反应误差所造成的影响；评分标准也要在测验编制时规定明白，必要时还应该举例说明，以使主试者评分时可按同样的标准规则计分。

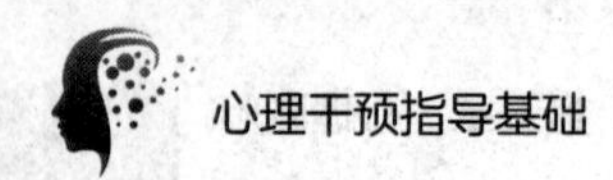


标准化的另一个重要步骤是建立有代表性的常模。个人在测验中所得到的原始分数并不具有什么意义，只有将它与其他人的分数相比较才有意义。常模的功用是给测验分数提供比较的标准，即提供某一标准化的样组在某一测验上的平均分数，从而对测验分数加以解释。常模是否可靠，关键是有无一个代表性的被试样本，即建立常模的这组被试样本要有足够的数量，并且是依据随机抽样和分层抽样的原则挑选出来的。

（3）难度的客观测量。心理测验客观性的某些方面，总是与标准化的讨论联系在一起的，即对心理测验的客观性要求涉及标准化问题。因此，在不受被试者主观判断支配的范围内，测验的实施、评分、解释应是客观的，要尽量减少主试者和被试者的随意程度。然而，一般来说绝对的客观性和标准化是难以达到的。但无论如何，客观性总是测验编制的目标，并且在大多数测验中已经达到一定的程度。

客观性的另一个主要方面是测验题或整个测验的难度水平的确定必须客观。比内和西蒙在编制量表时，将测验题由易到难加以排列，其难度是根据将测验题施测于50个一般儿童以及少数智力落后儿童的结果来决定的，这是最早以客观的方法来决定测验题难度的尝试。如今，客观原则已成为现代心理测验编制的一个普遍原则。此外，在选择测验题时，往往也采用客观的方法，这种方法是以被试群体通过某一测验题的百分比作为标准。如果某题的通过比例太高或太低，则表明该题太容易或太难，这些测验题就应该被去除。如果某种难度水平的测验题太少，则应该补充新的测验题。

各种心理测验的客观性程度也是不相同的，相对而言，神经心理测验客观性最高，智力测验也较高，人格问卷次之，而投射测验的客观性较低。

### 3. 心理测验的性质

把心理测验与物理测量等量齐观，是导致人们对心理测验产生种种误解的原因。由于心理现象比物理现象更加复杂，测量起来也更困难，因此，心理测验具有独特的性质。

（1）心理测验的间接性。迄今为止，我们还无法直接测量人的心理，只能通过测验人的外显行为，即通过测验人们对测验题目的反应来推论出人们的心理特质。

所谓特质是描述一组内部相关或有内在联系的行为时所使用的术语，是个人对刺激作出反应的一种内在倾向。例如一个人喜欢修理自行车，喜欢观看机器运转，喜欢阅读机械方面的杂志等，就可以推论此人具有“机械兴趣”的特质。智力也是一种特质，如果某人谈吐流畅，计算敏捷，动作灵活，学习成绩优秀等，就可以说此人有较高的智力特质。可见，特质是个体特有的、稳定的、可辨别的特征。但它又是一个抽象的产物、一个构思，而不是一个直接测量到的有实体的个人特点。由于特质是从行为模式中推论出来的，所以心理测验永远是间接的。

（2）心理测验的相对性。在比较不同人之间的行为或心理特征时，没有绝对的标准，也没有绝对的零点，有的只是一个连续的行为序列。所谓心理测验就是看每个人处在这个序列的什么位置上，由此测得一个人智力的高低、兴趣的大小等，而这一连续序列是由某一团体或一群人的某类行为特点或心理特征构成的，所以每一个人被测得的结果都是与所在团体或人群的大多数人的行为或某种人为确定的标准相比较而言的。

（3）心理测验的客观性。心理测验的客观性实际上就是测验的标准化问题。量具必须标准化，这是对一切测量的共同要求。心理测验的标准化包括以下内容。

首先，测验用的项目或作业、施测说明、施测者的言语态度及施测时的物理环境等均经过标准化，测验给出的刺激是客观的，特别是对测验题目的选择不是随意的，而是在预测基础上通过实证分析确定的。

其次，评分计分的原则和手续经过标准化，对反应的量化是客观的。评分方面的客观性随测验种类和项目类型而异。一般来说，投射测验的客观性较差，而选择题的客观性较好。

最后，分数转换和解释经过标准化，对结果的推论是客观的。测验常模是通过对总体的代表性样本的预测确定的，测验的有效性也在一定程度上经过实践的检验，依据这些资料所做出的推论自然较为可靠和客观。

## 二、心理测验的分类

### 1. 按测验功能分类

（1）智力测验。智力测验的功能是测量人的一般智力水平。如比内－西蒙智力量表、斯坦福－比内（Stanford-Binet）智力量表、韦氏儿童和成人智力量表等，都是现代常用的著名智力测量工具，可用于评估人的智力水平。

（2）特殊能力测验。特殊能力测验偏重测量个人的特殊潜在能力，多用于升学、职业指导以及特殊工种人员的筛选。常用的如音乐、绘画、机械技巧以及文书才能测验，这类测验在临床上应用得较少。

（3）人格测验。人格测验主要用于测量性格、气质、兴趣、态度、品德、情绪、动机、信念等方面的个性心理特征，即个性中除能力以外的部分。人格测验一般有两类：一类是问卷法，一类是投射法。前者如MMPI、16PF、EPQ，后者如罗夏测验、主题统觉测验（TAT）。

2. 按测验材料性质分类

（1）文字测验。文字测验所用的是文字材料，它以言语来提出刺激，被试者也用言语做出反应。MMPI、16PF、EPQ 及韦氏儿童和成人智力量表中的言语量表部分均属于文字测验。此类测验实施方便，团体测验多采用此种方式编制，对于一些有肢体残疾而无言语困难的被试者只能进行此类测验。其缺点是容易受被试者文化程度的影响，因而不同教育背景下的人使用时，其有效性将受到影响，甚至无法使用。

（2）操作测验。操作测验也称为非文字测验，测验题目多属于对图形、实物、工具、模型的辨认和操作，无须使用语言作答，所以不受文化因素的限制，可用于学前儿童和不识字的成人。罗夏测验、主题统觉测验、瑞文推理测验及韦氏儿童和成人智力量表中的操作量表部分均属于非文字测验。此种测验的缺点是大多不宜团体实施，在时间上不经济。

这两类测验常常结合使用。例如，比内－西蒙智力量表起初主要是文字测验，但经过修订的比内－西蒙智力量表增加了操作测验部分。韦克斯勒的三套智力量表（即幼儿、儿童和成人）每套均包括文字和操作两类测验。

3. 按测验材料的严谨程度分类

（1）客观测验。在此类测验中，呈现的刺激词句、图形等意义明确，只需被试者直接理解，无须发挥想象力来猜测，故称客观测验。绝大多数心理测验都属于这类测验。

（2）投射测验。在此类测验中，刺激没有明确意义，问题模糊，对被试者的反应也没有明确规定。被试者做出反应时，一定要凭自己的想象力加以填补，使之有意义。在此过程中，恰好投射出被试者的思想、情感和经验，所以称为投射测验。投射测验种类较少，具有代表性的有罗夏测验、主题统觉测验、自由联想测验和句子完成测验。

4. 按测验的方式分类

（1）个别测验。个别测验指测验是以一对一形式来进行的，即一次一个被试者。这是临床上最常用的心理测验形式，如比内－西蒙智力量表、韦氏智力量表。其优点在于主试者可对被试者的言语、情绪状态进行仔细的观察，并且有充分的机会与被试者合作，所以其结果准确可靠。缺点是时间不经济，不能在短时间内收集到大量的资料，而且测验手续复杂，主试者需要较高的素养，一般人不易掌握。

（2）团体测验。团体测验指由一个或几个主试者对较多的被试者同时实施测验。心理测验史上有名的陆军甲种和乙种测验、教育上的成就测验都是团体测验。这类测验的优点在于时间经济，主试者不必接受严格的专业训练。其缺点为主试者对被试者的行为不能进行切实的控制，所得结果不及个别测验准确可靠，故在临床上很少使用。

团体测验材料也可以以个别方式实施，如 MMPI、16PF、EPQ 等。但个别测验材料不能以团体方式实施，除非将实施方法和材料加以改变，使之适合团体测验。

## 三、心理测验结果的使用要求

自心理测验问世以来，人们对其毁誉不一，主要原因是人们对它缺乏客观认识。这表现在两方面：一方面是认为测验完美无缺，另一方面是认为测验无用且有害。其实心理测验像其他科学工具一样，必须加以适当运用才能发挥其功能，如果由不具备相应资格的人员实施、解释或在其他方面未达要求，则会引起不良后果。正确对待和使用心理测验必须做到以下几点。

### 1. 主试者必须具备一定的资格

首先，主试者必须掌握心理学基础知识，并接受心理学的训练；其次，主试者必须接受严格、系统的心理测验专业训练，熟悉有关测验的内容、适用范围、测验程序和计分方法等；最后，主试者既要有能力，又要遵守职业道德。

### 2. 慎重选择测验量表

每一种测验都有其特殊功能，因此对被试者采用何种测验应慎重考虑。选择测验时也应了解它的信度和效度，起码应懂得信度和效度的含义。此外，每个测验都有它的适用范围和年龄范围，超越其范围便不能使用。

### 3. 与被试者建立良好的协调关系

在测验过程中，主试者对被试者的态度应该是关心、热情、真诚和有耐心的，应与被试者建立良好的协调关系，以设法引起被试者对测验的兴趣，取得被试者的合作，使其表现出真实水平或实际情况。

### 4. 正确解释测验结果

心理测验可为临床工作提供一些有用的信息，但不能机械地依赖这些信息，也不能机械地使用测验结果，要懂得如何解释测验分数。一般来说，合格的主试者会结合有关影响测验分数的因素对同一个分数做出不同的解释。

### 5. 注意测验的保密

对测验的保密主要有两个方面：一是对测验内容的保密，二是对测验结果及个人隐私的保密。对于大多数心理测验来说，泄露测验内容可能会使测验失效。对测验结果及个人隐私的保密，指在整个测验过程中得到的资料应由有资格的专业人员妥善保管，只供心理评估参考。

## 四、解释心理测验分数

如何解释测验分数和主试者的经验、心理测验学的知识、素养有很大关系。主试者要对一个测验结果进行解释，一方面必须熟悉所做的具体测验，另一方面对被试者的情况也要有所了解，此外还必须结合当时测验的具体情况，例如是否有干扰、被试者当时有无情绪波动或身体不适等。合格的主试者会结合以上三方面因素对测验分数进行解释，对同一分数可做出不同的解释。

**1. 解释心理测验分数应注意的问题**

（1）一个人在任何一个测验上的分数，都是他的遗传特征、测验前的学习与经验以及测验情境这三个方面共同影响的结果。为了能对测验分数做出有意义的解释，必须将个人在测验前的经历考虑在内。例如，在词汇测验上得到相同的分数，对于大城市的儿童与边远山区的儿童具有不同的意义。此外，测验情境也是一个需要考虑的因素。例如，一个被试者可能会因为身体不适、情绪不好、不懂主试者的说明或意外干扰而得到较低的分数，也可能会因为某些偶然情况而得到意外的好分数。无论哪种情况，都要找出造成分数反常的原因，而不要单纯根据分数武断地下结论。

（2）为了对测验分数做出确切的解释，只有常模资料是不够的，还必须有测验的信度和效度资料。如果没有效度证据的常模资料，就只能告诉我们一个人在一个常模团体的相对等级，而不能做出预测或进行更多的解释。即使有效度资料，由于测验效度的概化能力是有限的，在对测验分数做解释时也要十分慎重。在解释测验分数时，一定要依据从最相近的团体、最匹配的情境中获得的资料。此外，由于测验不完全可靠，应永远把测验分数视为一个范围而不是一些确定的点，也就是要对测验分数提供带形的解释。

（3）对于来自不同测验的分数不能直接加以比较。即使两个测验名称相同，由于所包含的具体内容不同，建立标准化样本的组成不同，量表的单位（如标准差）不同，其分数也不具备可比性。如来自两个智力测验的分数，在没有其他信息的情况下，无法判断孰优孰劣。为了使不同测验分数可以相互比较，必须将二者放在统一的量表上。当两种测验取样于相同范围时，人们常用等值百分位法将两种分数等值化。具体做法是：将两个测验都对同一样本进行施测，并把两种测验的原始分数都换算成百分等级，然后用该百分等级作为中介，就可以做出一个等价的原始分数表。也可以不用相同的百分等级作为中介，而用相同的标准分数作等值的基础，此种方法叫线性等值。

### 2. 向被试者报告分数应注意的问题

为了使被试者本人以及与被试者有关的人，如家人、老师等，能更好地理解分数的意义，在报告分数时要注意以下几个问题。

（1）用被试者能理解的语言。像其他特殊领域一样，心理测验有自己的专业词汇，但主试者能理解的概念并不意味着被试者也一定能够理解。因此主试者必须用非技术性的用语来解释测验分数，必要时可以询问被试者是否听懂，让他说说主试者所表达的是什么意思。

（2）要保证被试者知道这个测验测量或预测的内容。这里并不需要做详细的技术性解释，例如，并不需要向被试者解释职业兴趣调查表的编制过程，但应该让其对内容知情，让被试者知道，如果在职业兴趣量表的某一方面得了高分，就意味着他参加这方面工作会更加合适。但对内容的解释也不能过于简单，这在对具有情绪色彩的人格特征测验进行解释时特别重要，例如，对人格测验的男性化、女性化量表就要加以较详细的解释。

（3）要使被试者知道他是在和什么群体进行比较。例如，同一智商分数对于不同文化水平的被试者的意义是不同的。用平均初中文化程度的标准化样本的智力测验来测验一个不够小学文化程度的被试者，如果测得 IQ 为 85，就可以认为他基本上是中等智力水平；如果被试者文化程度是大学毕业，也测得 IQ 为 85，就可解释为被试者可能因疾病导致智力有所减退。

（4）要使被试者认识到分数只是一个估计。由于测验的信度、效度不足，分数可能产生误差。而且对于一个团体来说，有效的测验不一定对每个人都同样有效，但在说明这一点时也不能让被试者感到分数是毫不足信的。

（5）要使被试者知道如何运用他的分数。当测验用于人员选择和安置时，这一点特别重要。要向被试者讲清分数在决定过程中起什么作用，是完全由分数决定取舍，还是只把分数作为参考，有没有规定的最低分数线，测验上的低分能否由其他方面补偿等。

（6）要考虑测验分数将给被试者带来的心理影响。由于对分数的解释会影响被试者的自我认识和自我评价，进而会影响他的行为，所以在解释分数时要十分谨慎，防止被试者因分数低而悲观失望或因分数高而骄傲自满。

（7）要让被试者积极参与测验分数的解释。测验分数是被试者的分数而不是主试者的分数，做出的决定会影响被试者的生活而不是主试者的生活，因此在解释分数的各个阶段，主试者都应观察被试者的反应，鼓励被试者提出问题。虽然测验分数的信息有限，但考虑到分数可能会严重影响一个人的生活，因而主试者必须保证被试者完全了解分数的表面意义和隐含意义。除非被试者积极地参与这个过程，否则主试者无法了解被试者对于自己的分数有多大程度的理解。

## 五、心理测验与心理咨询

心理咨询和治疗的有效性不仅取决于咨询人员对心理咨询的性质、过程的正确认识和对心理咨询原则、方法、技能技巧的熟练掌握，同时还有赖于对求助者心理特性、行为问题性质的正确评估和诊断。因此，心理测验在心理咨询中有重要意义。

目前，在我国心理门诊中运用较多的大致有三类心理测验：智力测验、人格测验以及心理评定量表。

### 1. 智力测验

目前常用的智力测验量表有吴天敏修订的比内－西蒙量表，龚耀先等人修订的韦氏成人智力量表，以及林传鼎等人修订的韦氏儿童智力量表等。这类测验可在求助者有特殊要求时以及对方疑似有智力障碍的情况下应用。

### 2. 人格测验

目前应用较多的人格测验有 EPQ、16PF 以及 MMPI 等。人格测验有助于治疗者对求助者人格特征进行了解，以便于对其问题有更深入的理解，并可针对性地开展咨询与心理治疗工作。其中 MMPI 还有助于治疗者了解求助者是否属于精神异常范围。

### 3. 心理评定量表

心理评定量表包括精神病评定量表、躁狂状态评定量表、抑郁量表、焦虑量表、恐怖量表等。这类量表用法及评分简便，多用于检查某方面心理障碍的存在与否或程度如何。

应该说，心理测验是分析求助者心理问题的重要工具。它不但可以检验咨询人员的判断是否正确，还能帮助其对求助者的问题进行深入的分析。但作为咨询者，有一点必须明确，那就是心理测验在咨询和心理治疗过程中并不是必不可少的环节，如果通过与咨询或治疗对象的交谈对其问题已形成明确的看法，就可放弃不必要的心理测验。对心理测验的过多使用还会影响咨询、治疗的过程和效果。

一般来讲，心理测验应在咨询关系尚未建立之前实施，进入正式的心理咨询程序之后要尽量避免进行心理测验。当然也有例外，如果在咨询过程无法进行下去，咨询者也不知如何进行下去的时候，由心理测验的结果可以再次确认与求助者的咨询关系以更好地对求助者进行理解。这种情况下，如果可能的话，心理测验最好由其他心理学工作者、专家实施。

# 第二节　智力测验

智力测验是一种重要的心理测验技术，它不仅能够对人的智力水平的高低做出评估，而且可在某种程度上反映出与病人有关的其他精神病理状况。因此，智力测验是心理测验中应用最广、影响较大的工具和技术。

## 一、智商及其计算方法

### 1. 智商的提出

19 世纪末，比内首创智力测验的理论和方法。1905 年，比内与其助手西蒙编制了世界上第一个正式的心理测验，并于 1908 年第一次进行修订。修订后的量表首先采用了心理年龄（mental age，MA）的概念，简称心龄。

以心龄表示智力测验的结果，既可说明被试者的智力达到何年龄水平，也可以说明被试者是聪明还是愚笨。例如，测得某儿童的心龄为 5 岁，如他的实足年龄（chronological age，CA）也正好是 5 岁，便说明他智力正常；如他的实足年龄已是 8 岁，则属低能儿；如他的实足年龄只有 3 岁，那他就是一个很聪明的儿童。但是，心龄不能表示聪明或愚笨的程度，如果要比较不同年龄的两个儿童哪个更聪明或更愚笨，只计算心龄便无法解决，这时就需要计算智力商数（智商）了。

### 2. 智商的计算方法

（1）比率智商。比率智商最早由德国心理学家斯特恩（L. W. Stern）提出，是心理年龄除以实足年龄所得商数，即智力商数或比率商数。美国斯坦福大学心理学家推孟（L. M. Terman）编制的斯坦福－比内智力量表中正式引用了智力商数并加以改进。为去掉商数的小数，将商数乘以 100，用 IQ（intelligence quotient）代表智商，其公式为：

$$\text{IQ（智商）}=\frac{\text{MA（心理年龄）}}{\text{CA（实足年龄）}}\times 100$$

比率智商可使不同年龄者的智力水平相互比较，可以表示一个人的聪明程度，这是它的优点。但比率智商也有其局限性，因为人的实足年龄是与年俱增的，而心理年龄并不与年俱增，特别是到了一定年龄以后会逐渐下降，这样就会降低 IQ 分数，而不能正确地反映出实际的智力水平，故不适用于 20 岁以上的成年人。实际上，目前比率智商已很少使用。

（2）离差智商。韦克斯勒在编制智力测验时提出了另一个智商计算方法。其重要特点是放弃了心理年龄的概念，但仍保留了智商的概念，不过保留的已不是比率智商而是离差智商。

离差智商是采用统计学中的均数和标准差计算出来的，表示被试者偏离他本人所在的年龄组平均成绩的量数，是依据测验分数的常态分布来确定的。它以标准化样本中每一年龄组被试者的 IQ 均值为 100，标准差为 15，公式如下：

$$IQ = 100 + \frac{15(X-M)}{S}$$

公式中，$X$ 为某人实得分数，$M$ 为某人所在年龄组的平均分数，$S$ 为该年龄组分数的标准差，$(X-M)/S$ 实际上就是一般教育与心理统计中常用的标准分数。因此，韦克斯勒智力量表中的 IQ，实际上已不是一个商数。如当被试者的 IQ 为 100 时，表示他属于中等智力；当 IQ 为 115 时，表示他高于一般人的智力；而 IQ 为 85 时，表示他低于一般人的智力。

1908 年推孟在修订斯坦福 – 比内量表时也使用了离差智商，定 IQ 均值为 100，标准差为 16。

## 二、智力测验工具

### 1. 个别智力测验工具

（1）比内量表。比内量表是智力测验中运用广泛、影响较大的一种工具和技术。该量表第一次由法国心理学家比内和其助手西蒙于 1905 年编制而成，也称比内 – 西蒙智力量表。1905 年的量表有 30 个由易到难排列的项目，以完成的题目数量来确定智力的高低。比如，能力平常的 3 岁儿童大约可以从第 1 题做到第 9 题，而如果一个 3 岁的儿童能完成十几个题目，就表明其智力较高；反之，如果同龄的儿童只完成了较少的题目，则表明其智力较低。

1908 年，比内发表了修订后的比内 – 西蒙智力量表，使测验题目总数达到 59 个，并把测验题目按年龄分组，从 3 岁到 15 岁，每个年龄组的儿童中有一半能通过的题目即属于这个年龄组的题目，儿童通过了哪一个年龄组的题目，便说明他具有几岁的智力。此外，在此次修订本中他将测验成绩用智力年龄表示，并建立了常模，这是心理测验史上的一个创新。

比内－西蒙智力量表的第三次修订本于 1911 年发表。这次修订没有重大变化，只是改变了几种年龄水平分组，并扩展到成人组。

比内－西蒙智力量表发表以后，其吸引了全世界心理学家的注意，各种文字的翻译本和修订本相继出现。其中以斯坦福大学推孟教授于 1916 年修订的斯坦福－比内智力量表最负盛名，史称 1916 年量表。此量表对比内－西蒙智力量表进行了许多修改，增加了近三分之一的新题，修改了部分原有题目和部分题目的年龄水平，并在量表中首次引入了智力商数的概念，以 IQ 作为比较人聪明程度的相对指标。

20 年后，推孟和助手梅里尔（M. A. Merrill）于 1937 年第一次对斯坦福－比内量表进行修订，修订后的量表由 L 型和 M 型两个等值量表构成。1960 年，有学者将 1937 年量表 L 型和 M 型中的最佳项目合并成单一的量表，称 L–M 型。此次修订除样本的代表性较 1937 年时更广泛外，还有一项重大的改革是用韦氏量表的离差智商代替了比率智商，其平均数为 100，标准差为 16。1972 年，有学者对斯坦福－比内量表又进行了修订，只是随着时间的推移制定了新的常模，其修订本于 1973 年出版。

比内测验最早于 1916 年传入我国，1924 年陆志韦在南京发表了他所修订的中国比内－西蒙智力测验，这套测验是根据 1916 年的斯坦福－比内量表修订的，适合江浙地区使用。1936 年陆志韦与吴天敏进行了第二次修订，使该测验的使用范围扩大到北方。

1982 年，吴天敏进行了第三次修订，称作中国比内测验。此次修订进行了较大修改，增加了部分项目，题目按难度顺序排列，测验对象年龄范围扩大为 2 岁至 18 岁，基本上每岁 3 个试题，共计 51 个题目。在评定成绩的方式上，放弃了比率智商，而采用离差智商的计算方法来求 IQ。

此外，吴天敏考虑到教育、医疗等实际部门对智力测验的需要，又编制了中国比内测验简编（简称“简编”）。吴天敏认为“简编”项目减少，使用省时简便，虽粗略但尚属可靠。

（2）韦氏智力量表。韦氏智力量表（Wechsler intelligence scale）是由美国心理学家韦克斯勒编制的一组智力量表。韦氏智力量表有三种：一是韦氏成人智力量表（Wechsler adult intelligence scale，WAIS），其前身是 1939 年韦克斯勒编制的韦克斯勒－贝勒维智力量表，此量表于 1955 年修订成目前使用的韦氏成人智力量表；二是韦氏儿童智力量表（Wechsler intelligence scale for children，WISC），于 1949 年编制；三是韦氏学龄前及幼儿智力量表（Wechsler preschool and primary scale of intelligence，WPPSI），1963 年编制，1967 年最后完成。WAIS 适用于 16 岁以上的成人；WISC 适用于 6.5 岁至 16 岁的儿童；WPPSI 适用于 3 岁 10 个月至 6 岁 10 个月的幼儿。三套量表相互衔接，可以对一个人从幼年到老年进行智力测量。

（3）中国韦氏智力量表。我国对上述韦氏三个量表均进行了修订。

1）中国韦氏成人智力量表（WAIS-RC）。我国的修订本分城市和农村两个版本，各包括 11 个分测验，其中言语部分包括知识、领悟、算术、相似性、数字广度、词汇 6 个分测验，操作部分包括数字符号、图画填充、木块图、图片排列、物体拼凑 5 个分测验。每个分测验的项目均从易到难进行排列，完成全部测验的时间大约为 75 分钟。

以上 11 个分测验都有各自的计分方法，每个被试者的各项分测验成绩（粗分）最后可换算成以 10 为平均数、以 3 为标准差的量表分，再根据各分测验的量表分计算出言语量表分、操作量表分和总量表分，据此按被试者的年龄在相应智商表中查出等值的智商，即言语智商（VQ）、操作智商（PQ）和总智商（FQ）。

2）中国韦氏儿童智力量表（WISC-CR）。本表适用于 6 岁至 16 岁的儿童，其形式与成人相似，只是增加了一个迷津测验，并降低了整个测验的难度。城市儿童和农村儿童共用一个版本。

WISC-CR 共有 12 个分测验：属言语量表的分测验有常识、类同、算术、词汇、理解和背数，其中背数为备用分测验；属操作量表的分测验有填图、图片排列、积木图案、物体拼凑、译码和迷津，其中迷津是备用测验。备用测验只能在某一同类测验因故失效时使用，以背数替代言语量表中的任何一个分测验，或以迷津替代操作量表中任何一个分测验。通常备用测验的分数不用于计算智商。

WISC-CR 的实施程序是先做一个言语测验，再做一个操作测验，交替进行，以维持儿童的兴趣，避免疲劳和厌倦。其计分基本上和成人智力测验类似，所不同的是每个分测验的原始分在转化为量表分时，是在儿童自己所属的年龄组内进行的。

3）中国韦氏幼儿智力量表（C-WYCSI）。本量表以 WPPSI 为蓝本，但做了很大更改，约三分之二的测验项目做了变换。本量表适用于 4 岁至 6 岁半儿童，分城市和农村两套常模。

C-WYCSI 的项目和测验形式与其他两个韦氏智力量表相似，是 WISC-CR 向低幼年龄的延伸。它包括言语和操作两个分量表，前者由知识、图片词汇、算术、图片概括和领悟五个分测验组成，后者由动物下蛋、填图、迷津、视觉分析、木块图案和几何图形六个分测验组成，但在计算操作智商和全量表智商时实际上只用五个操作分测验，视觉分析和几何图形任选一个，均可在相应的转换表中查到言语、操作和全量表智商。

### 2. 团体智力测验工具

团体智力测验的产生受到19世纪欧洲心理学家的影响。艾宾浩斯（Hermann Ebbinghaus）于1896年首先提出了填空的方法。后来，虽然一些人在这方面也做了一些尝试，并使团体智力测验初具规模，但直到第一次世界大战期间，团体智力测验才得到飞速发展和广泛应用。

（1）陆军甲种和乙种测验。1917年，美国心理学会主席耶克斯（M. R. Yerkes）等著名心理学家都到军中服务，目的是使心理学有助于提高军队的效率。他们提出用团体智力测验来选择士兵，以便迅速确定新兵的才能，把他们分配到适当的岗位上。在此之前，奥提斯已提出了将斯坦福－比内量表改成纸笔测验形式的设想，于是将其应用于军队，编制了陆军甲种测验。此后，又编制了适用于母语为非英语的被试者和文盲被试者的陆军乙种测验。这两个测验在第一次世界大战中曾施测了近200万名美国新兵，对战争的胜利起到了很大作用。

尽管陆军甲种和乙种测验目前已不常用，但考虑到它们的历史地位，有必要在此加以介绍。

陆军甲种测验共有8个分测验，分别为：

1）指使测验。要求被试者按照主试者的指导语来划记，共12个项目。

2）算术测验。共16个简单的算术题。

3）理解测验。每个句子中缺几个字，让被试者从所给的四个答案中选择一个填上，共15句。

4）对比测验。区别同义词和反义词，共15对。

5）字句重组测验。将一些杂乱排列的字排列成句并判断每个命题的真假，共24句。

6）填数测验。在一系列数字后填上适当的数字，共20列。

7）类推测验。根据所给的一对字词的关系，选择与另一个字词对应的字词。

8）常识测验。共16个问题，每题有3个选择。

陆军乙种测验的各个分测验略加列举如下：迷津测验、立方体分析测验、补足数列测验（类似填数测验）、译码测验、数目校对测验、图画补缺测验、几何图形分析测验。

陆军甲种测验已经有了第九次修订本，称作陆军a–9测验，乙种测验也经过修订用于民间。

（2）瑞文推理测验。瑞文推理测验（Raven's progressive matrices），简称为瑞文测验，是由英国心理学家瑞文（J. C. Raven）于1938年设计的一种非文字智力测验。这是一套使用方便、用途广泛的智力测量工具，至今仍为国际心理学界和医学界所使用。由于该测验是非文字的，它较少受到知识水平或受教育程度的影响，努力做到公平，故心理学家们尤其喜欢采用这个测验作为跨文化研究的工具。

瑞文测验分为两型：标准型（standard progressive matrices，SPM）是瑞文测验的基本型，于1938年问世，适用于8年级到成人被试者，有5个系列；彩色型（colour progressive matrices，CPM）编制于1947年，适用于5.5岁到11岁的儿童及智力落后的成人，分为三个系列。瑞文测验不限时间，1938年的标准型需时约40分钟，1947年的彩色型需时15分钟到30分钟。此外，还有供智力水平较高者的高级型（advanced progressive matrices，APM）。

SPM一共由60张图案组成，按难度逐步增加的顺序分成A、B、C、D、E五组，每组图案都有一定的主题，题目的类型略有不同。每一组中包含12个题目，也按难度逐步增加的方式排列。每个题目由一幅缺少一小部分的大图案和作为选项的6张至8张小图案组成，被试者须根据隐藏在一系列抽象符号和图案中的规律，选择某个小图案放到大图案中缺少的位置中。

瑞文测验既可团体施测，也可以作为个别测验。施测很简单，向每个被试者发一本题册和一张答卷纸即可。测验时，主试者用例题进行示范，被试者就能明白测验规则，接着被试者会自己进行测验。测验结果须先计算出原始分数，然后按常模资料确定被试者的智力等级，一般以百分位常模表示。

我国1986年由张厚粲及全国17个单位组成的协作组完成了对瑞文标准型测验的修订；1989年，李丹、王栋等分别完成了彩色型和标准型合并本联合型瑞文测验中国修订版的城市、成人和农村三个常模的制定工作；1996年，王栋等开始了联合型瑞文测验的再修订工作，新修订版业已完成。

（3）高水平团体智力测验。高水平智力测验是指依据不同年龄的智力增长编制的，反映这种增长的一系列测验。斯坦福－比内量表和韦氏测验属于个别实施的高水平智力测验，而奥提斯测验（Otis tests）、库尔门测验（Kuhlmann tests）、汉蒙－耐尔逊心理能力测验（Henmon-Nelson tests）、认知能力测验（cognitive abilities test，CAT）等都是高水平团体智力测验。这类测验主要用于学校，包括小学水平、中学水平和大学水平。

## 三、智力测试相关的心理学问题

智力测验过程中常常涉及一些心理学问题，对这些问题的正确理解无论对于测验的编制者还是使用者都是十分重要的。

1. 智力的发展变化

人的智力并不是一成不变的，它不但随着年龄的成熟而发展，还可因教育和训练而改变。若把智力发展与年龄的关系绘制成图，就会得到一条曲线。这条曲线表明，智力在童年期迅速增长，在青春期增长缓慢，约在25岁达到顶峰，以后保持稳定到中年后期，在老年期逐渐下降。

2. 智力的差异

（1）智力的个别差异。在人群中对大量被试者进行智力测验，就会得到一个智商的分布，这种分布反映了智商的个别差异。研究表明，在总体人口中，智商极高（IQ在130以上）与极低（IQ在70以下）者均占少数，智商在正常范围（IQ在80～120）内的约占全体人群的80%。

（2）智力差异的原因。关于智力差异的原因，历来有遗传决定论和环境决定论两大阵营，并经历了长期争论。然而，即使是坚定的遗传决定论者或环境决定论者也都认识到，在决定人的智力方面，遗传和环境两方面因素都有作用。有一种解释认为，遗传决定了智力发展的上限，这个上限只有在一种理想的环境条件下才能达到。

3. 智力测验的公平性

智力测验经常受到的批评是：被试者在测验上的反应受知识经验的影响，因此对文化背景、教育水平不同的团体进行测验是不公平的。

在测验发展的初期，为了排除文化和知识的影响，一些人曾试图编制“超文化”测验来测量所谓先天的遗传潜能。以后，人们又开始探索“文化公平”测验，如使不同团体对于所有测验项目都具有相同的经验，或平均安排有利于不同团体的项目。测验专家们在公平性方面做了许多努力，取得了一定效果，但并不尽如人意。

实际上，没有任何一个测验能够对所有的团体同样公平，因为每种测验都是在一定文化背景下发展起来的。更好的办法是根据亚文化群的特点为不同团体编制不同的测验；若使用同一测验，则要为少数特殊团体制定单独的常模。

4. 智力测验的注意事项

（1）不能以一次测验来确定智力水平。首先，测验是有误差的。被试者接受测验时的心情、身体状况、动机态度等，都会对测验结果有一定影响，尤其是首次接受心理测验时，会出现不应有的失误，这些都会影响测验的分数。其次，人的一生中智商会产生许多变化。测验分数在短时间内有预见性，时间越长预见性越差。

（2）测验要为智力的开发服务。测验的目的绝不是给每一个人贴上智力高低的标签，而是为更好地开发人类的智力服务。测验应该有助于因材施教，使教育措施更符合个体的需要。

## 第三节　人格测验

研究人格的方法大体有两类：一类是研究人格的形成和发展，另一类是进行描述性的研究。人格测验便属于第二类，这类研究旨在用心理学的方法对人格进行测量，即测量一个人在一定情境下经常表现出来的典型行为与情感反应。

### 一、人格测验方法

人格测验多达数百种，由于其依据的人格理论不同，所采用的方法也不同。但总的来讲，主要分为两大类：结构明确的自陈量表和结构不甚明确的投射测验。

**1. 自陈量表**

自陈量表也称客观化测验，就是让被试者自己提供关于个人人格特征的报告。由于一般的自我报告往往受报告者主观认识的影响，因此自陈量表多采用客观测验的形式，例如设计出一系列陈述句或问题，每个句子或问题描述一种行为特征，要求被试者做出符合自己情况的回答。常用的自陈量表编制方法如下。

（1）逻辑分析法。在用逻辑分析法编制测验时，应首先确定要测量的特质，然后编写出能测量这类特质的题目，编制成问卷。运用逻辑分析法的人格测验主要包括爱德华个人偏好量表（EPPS）、詹金斯活动调查表（JAS）和显性焦虑量表（MAS）等。

（2）因素分析法。因素分析法以因素分析的统计方法为基础，先以大量的测验题目给大量的被试者施测，然后找出相关的题目构成一种因素，一种因素代表一种人格特质。运用因素分析法的人格测验主要包括卡氏16种人格因素问卷（16PF）和艾森克人格问卷（EPQ）等。

（3）经验法。用经验法编制量表时，首先应选取一个由所测特质或特征的人组成的效标组以及由普通人组成的对照组，然后以一系列的测验题目给各组被试者施测，选择那些能把不同被试者区分开的题目，由此构成问卷或测验。最著名的经验法人格测验为明尼苏达多相人格调查表（MMPI）。

（4）综合法。用综合法编制量表是将以上三种方法结合起来。首先采用逻辑分析法经推理获得一批题目，然后采用因素分析法编制出若干同质量表，最后将同质量表中没有效标效度的题目删掉。采用综合法的人格测验中最有代表性的是杰克逊人格问卷（JPI）。

### 2. 投射测验

投射法是指向被试者提供一些未经组织的刺激情境，让其在不受限制的情境下自由地表现出反应，通过分析反应的结果，便可推断出其人格结构。在这里，刺激情境对决定被试者的反应并不重要，它的作用是把被试者的人格特点显现出来。因此利用这种方法编制的测验被称作投射测验。

投射法作为一种测验工具，主要用于探讨个体内在隐蔽的行为或潜意识的、深层的态度、冲动与动机。有些学者依据被试者做出的反应形式，把投射法分为下列四种：

（1）联想法。让被试者根据刺激（如单词、墨迹）说出自己联想到的内容，如荣格（C. G. Jung）的文字联想测验和罗夏（H. Rorschach）的墨迹测验。

（2）构造法。让被试者根据看到的图画，编造一个包括过去、现在和将来等发展过程的故事，如主题统觉测验。

（3）表露法。让被试者通过绘画、游戏或表演来自由表露心理状态，如画人测验、视觉运动完形测验。

（4）完成法。主试者提供一些不完整的句子、故事等材料，令被试者自由补充，使之完成，如语句完成测验。

## 二、人格测验工具

### 1. 客观化测验工具

（1）明尼苏达多相人格调查表。明尼苏达多相人格调查表（Minnesota multiphasic personality inventory，MMPI）问世于1943年，由明尼苏达大学教授哈萨威（S. R. Hathaway）和麦金利（J. C. Mckinley）合作编制而成。该测验的问世是自陈量表测验发展史上的一个重要里程碑，对人格测验的研究进程产生了巨大影响。到目前为止，它被广泛应用于人类学、心理学和医学领域，是世界上最常被引证的自陈量表。我国宋维真等已将该表修订成适合中国情况的量表。

MMPI一共有56个条目，包括14个分量表，其中10个为临床量表，4个为效度量表。

1）临床量表。

①Hs（hypochondriasis）疑病量表。

②D（depression）抑郁量表。

③Hy（hysteria）癔病量表。

④Pd（psychopathic deviate）精神病态量表。

⑤Mf（masculinity-femininity）男子气量表、女子气量表。

⑥Pa（paranoia）妄想狂量表。

⑦Pt（psychasthenia）精神衰弱量表。

⑧Sc（schizophrenia）精神分裂症量表。

⑨Ma（hypomania）轻躁狂量表。

⑩Si（social introversion）社会内向量表。

2）效度量表。

①Q（question）疑问量表。

②L（lie）说谎量表。

③F（validity）诈病量表。

④K（correction）校正量表。

MMPI 要求被试者根据问卷中的指导语对题目做出“是”或“否”的回答。测验分“卡片式”和“手册式”两种，可根据需要选择使用，既可个别施测，也可团体施测，一般需要 45 分钟到 90 分钟，年龄范围是 16 岁以上。

MMPI 的计分运用电脑或“套版”统计，可以得出 14 个量表上不同的分数，这是原始分。由于每个量表的题目数量不同，各量表的原始分数无法比较，因此需要换算成 T 分数。如果 T 分数在 70 以上（美国常模），或 T 分数在 0 分以上（中国常模），便视为可能有病理性异常表现或某种心理偏离现象。另外，还要作出得分的剖面图，以对被试者的测试结果进行全面、综合的分析。

（2）卡氏 16 种人格因素问卷。卡氏 16 种人格因素问卷（sixteen personality factor questionnaire，16PF）是美国学者卡特尔（R. B. Cattell）经过几十年的系统观察、科学实验，用因素分析统计法慎重确定和编制而成的一种精确可靠的测验。与其他类似的测验相比，它能以同等的时间（约 40 分钟）测量更多方面的主要人格特质，并可作为了解心理障碍的个性原因及心身疾病诊断的重要手段，也可用于人才的选拔。16PF 英文原版共有 5 种版本：A、B 版本为全版本，各有 187 个题目；C、D 版本为缩减版本，各有 106 个题目；E 版本适合文化水平较低的被试者，包括 128 个题目。1970 年经刘永和等修订，将 A、B 版本合并，发表了中文修订本。合并本共有 187 个题目，分成 16 种因素，每种因素包括 10 或 13 个题目。

除了16种人格因素外，该测验还可以根据实验统计的结果所得的公式，推算出多种能够描述人格类型的双重因素，如适应与焦虑性、内向与外向性、怯懦与果断性。此外，卡特尔及其同事搜集了7 500名从事80多种职业及5 000名有各种生活问题者的人格因素测验答案，详细分析他们人格因素的特征和类型，并以此拟定了其他一些演算公式用于心理咨询及升学就业指导。

（3）艾森克人格问卷。艾森克人格问卷（Eysenck personality questionnaire，EPQ）是英国学者艾森克（H. J. Eysenck）编制的，分儿童（7岁~15岁）和成人（16岁以上）两种类型。这一问卷于20世纪40年代末已开始编制，于1952年正式发表，称为Maudstey医学问卷。随后又于1959年及1964年进行修订，最后于1975年再次修订并命名为艾森克人格问卷。

EPQ成人问卷包括90个条目，儿童问卷包括81个条目。这些条目让被试者根据自己的情况回答"是"或"否"，然后按E（内向—外向）、N（神经质）、P（精神质）和L（掩饰性）四个量表计分，前三者分别代表艾森克人格结构的三个维度，L是后来加入的一个效度量表，也代表一种稳定的人格功能。最后，再根据被试者在四个量表所获得的粗分，按被试者的年龄、性别常模换算出标准T分，以分析被试者的个性特征。

我国修订的EPQ有多种版本，北方地区有陈仲庚等人的修订本，南方地区有刘协和等人的修订本。此量表的项目较少，易于测查，项目内容较适合我国的情况，被认为是较好的人格测验方法之一。

（4）爱德华兹个人偏好量表。用理论推演法建立人格问卷，最有名的是爱德华兹个人偏好量表（Edwards personal preference schedule，EPPS）。该表由美国心理学家爱德华兹（A. L. Edwards）于1953年编制，其依据是美国心理学家默里（H. A. Murray）于1938年提出的需要理论。

EPPS共包括225个题目，其中有15个重复题目，用以检验反应的一致性。全部题目通过平均分配来测量15种需求，成为15个分量表。根据个人所得的15个分数绘制的分析图，即可对个人的心理倾向有个概括的了解。

此外，还有一个一致性量表，主要是看被试者在回答15个重复题目上的一致性。如果回答不一致的题目太多，说明被试者在回答时不够认真或不够真实，该测验即被认为是无效的。

### 2. 投射测验

（1）罗夏测验。罗夏测验是由精神病学家罗夏（H. Rorschach）于1921年首创的一种测验，至今仍被认为是传统的心理测验之一，对于诊断、了解异常人格均有一定

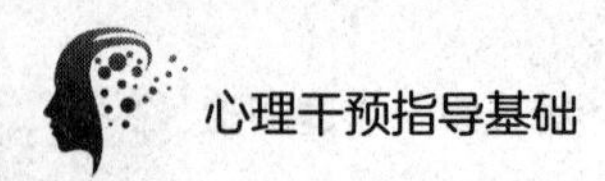


的实用价值。

罗夏测验由10张墨迹图构成，所以又称墨迹测验。10张墨迹图中5张为黑白墨迹图，2张在黑白墨迹图上附有红色墨迹，3张为彩色墨迹图。这10张图片有一定的顺序，施测时每次出示一张，同时问被试者："请你告诉我在图片中看到了什么。"或是："图片使你想到了什么？"主试者要对被试者的回答做详细记录，并记录下对每一图片回答的时间及完成此测验的全部时间。全部图片看完以后，主试者再把图片逐一递交被试者，并进行询问，包括：对图片的反应是根据图片中的哪一部分做出的？引起该反应的因素是什么？对其回答亦要详细记录。

关于罗夏测验的计分方法尚存在不同意见，不过一般都包括反应的部位、反应的决定因素和反应的内容这三方面的计分。

1）反应的部位。反应的部位主要有五个类别：整体反应（W），指被试者的反应包括整个或几乎整个墨迹图，可能表示其思维有过分概括的倾向；明显局部反应（D），指被试者以一般的局部作为反应部位，一般表示其有良好的知识水平；细微局部反应（d），指被试者只利用了墨迹图中较小的但仍可明显区分的部分；特殊局部反应（Dd），指被试者对墨迹图的不寻常部分做出反应，可能表示其有刻板的或不依习俗的思维；空白部分反应（S），指被试者对墨迹图中的空白部分做出反应，可以是一个单独的空白处或是几个相连的空白处。

2）反应的决定因素。一般注意这样四个因素：形状（F），指被试者由于墨迹的整体或局部像某种事物而引起某种反应，依据形状的相似程度有F+、F、F-之分；动作（M），指被试者在墨迹图中看到的人或动物的运动，通常是想象或移情作用的象征；彩色（C），指被试者的反应由墨迹的色彩决定，可以说明被试者的情绪健康状况；阴影（K），指被试者的反应由墨迹图的阴影部分决定，可视为焦虑的指标。

3）反应的内容。根据已有资料，通常出现的反应内容可归入下列类别：动物的整体（A）或某一部分（Ad）、人的整体（H）或某一部分（Hd）、内脏器官（At）、性器官（Sex）、自然景物（N）、物体（Obj）、地理（Geo）、建筑物（Arch）、艺术品（Art）、植物（PL）和抽象概念等。

此外，反应的普遍性也较常进行评分。P表示大部分人共有的回答，O表示独特的回答。P回答多说明被试者对事物的看法与大众相同，这种人是比较合群的，O回答多说明被试者对事物有独特的见解，在病理中这一类回答往往较多，且一般较为离奇。每一回答均应用上述变量计分，然后进行综合分析。例如，如果对第一幅图片的回答是蝙蝠，便进行如下计分。

蝙蝠：WF+AP

此处 W 是指回答在询问时得知指整体，并因形状与蝙蝠相似度很高，所以用 F+ 表示。蝙蝠属于动物，故记作 A，这是许多人的共同回答，所以用 P 标明。其他回答都一一如此计分，统计所有变量，最后进行综合分析。

（2）主题统觉测验。主题统觉测验（thematic apperception test，TAT）是投射测验中与罗夏测验齐名的一种测验工具，由美国哈佛大学默里（H. A. Murray）与摩尔根（C. D. Morgan）等于 1935 年编制而成，后来经过多次修订，逐渐推广应用，成为一种重要的人格投射技术。

主题统觉测验的材料由 29 张图片和 1 张空白卡片组成，图片都是含义隐晦的情景。测验时，依被试者的年龄和性别把图片组合为四套，分别用于男人、女人、男孩和女孩。每套包括图片 20 张，分两个系列进行测验，故每个系列实际上只用 10 张图片。施测时每次给被试者一张图片，让其编制一个 300 字左右的故事，说明图片中所表现的是什么事情，事情发生的原因是什么，将来演变下去可能产生的结果，以及个人的感想等。对其中一张空白卡片，要求被试者面对着空白卡片先想象出一幅图画，然后根据想象出的图画编制故事。被试者一般可用 5 分钟讲完故事，要求故事越生动、越戏剧化越好。测验完毕后，主试者应和被试者谈话一次，以求深入了解和澄清故事的内容，并注意被试者在测验时的行为反应。

关于对测验结果的分析，研究者早期往往只注重对故事的内容进行分析，后来认识到必须同时考虑内容分析、形式分析和症状分析，但其中最重要的仍是有关内容的分析，尤其以默里的"欲求一压力"分析为代表。分析的方式大致表现为以下几个方面：

1）对测验中的一个个故事，要明确其主题，详细记述中心主题和内容，然后分析故事长短，以及故事叙述中是否有言语异常和语句文理方面的混乱，有的故事还要分析两层或三层的次要主题。

2）分析故事中的主人公，被试者可能会把故事中的人物视为自己，尤其是被试者情感色彩强烈并发生投射的时候，故事中主人公所表现出的就是被试者人格的真实面目。

3）分析和确认主人公有什么样的欲求，何种环境和事态对主人公的影响最大，其一般会反映出环境对被试者造成的压力。

4）通过对被试者在故事描述过程中有关言语方面的表现进行分析，来获得有关情感方面的资料。

5）分析故事的结局。

主题统觉测验除了作为一种临床诊断工具外，还常被用作心理治疗时的关联材料，以利于同病人沟通关系。

## 三、人格测验存在的问题

### 1. 人格测验的目的方面

人格是一个整体的概念，其内涵广泛而复杂，这些测验能否准确测出人格特征呢？目前的人格测验多数是把不同的人格维度割裂开来分析，一些进行整体分析的测验标准化水平又比较低，在计分和解释上不够客观，故对测验结果的解释要十分周到。

### 2. 人格测验的信度和效度方面

任何一种测验都是为一定目的进行的。因此，获得的测验资料必须满足信度和效度条件。但是到目前为止，能很好地满足这两个条件的人格测验寥寥可数。即使存在这类测验，它们使用起来也有很多限制。不过我们可以努力去寻找和选择更可信和更有效的人格测验，也可以在进行测验时尽量控制一些能够控制的变量，使它们对测验的影响减少到最小，如测验者的角色差异、指导语的差别、物理环境的变化等。

### 3. 人格测验的题目方面

人格测验所测的特质往往没有明确定义，因而题目范围难以界定，各种可能的刺激项目非常多，而测验题目在内容或措辞上的微小差别常常导致被试者反应的巨大差别。此外，有些问卷采用带比较性的词语作为答案，例如“经常”“有时”“很少”等，怎样的程度相当于“经常”，怎样的程度代表“有时”，被试者不容易掌握。即使被试者表现出同样的行为，他们所回答的词语也会完全不同。

### 4. 人格测验分数的解释方面

人格测验编制的一个原则是：被试者得到同样的分数，应该予以同样的解释。实际上这样的解释是有问题的，如同一种行为对某人来说是良好适应，对另一个人来说也许是适应不良。

人格测验的一个缺点是，若想建立一个真正适当的常模是相当费事的，对有些测验而言似乎就是不可能的，如投射测验。客观性测验似乎可以建立常模，但这样做的结果是鼓励了从众行为，限制了个性的表达，而且在有些情况下，多数人的行为未必正常，少数人的行为未必是异常的。

### 5. 人格测验的使用方面

在西方，人格测验五花八门，大有泛滥成灾之势，特别是有些未受过专业训练的人滥用没有效度的测验，或把测验用于尚未证实其有效性的情境中。目前，这种苗头也已在我国出现，对此一定要引起注意。

# 第四节　心理评定量表

心理评定量表是评定个人行为的常用工具，是心理卫生评估的重要手段，它具有心理测验的特征，在形式上又有所区别。目前这类量表已越来越多地应用于心理咨询和治疗、心身疾病的调查以及科研等领域，应用之广已超过了心理测验的范畴。

## 一、心理评定量表的基本原理和分类

### 1. 心理评定量表的基本原理

在评价一个人好坏时，会把这个具体的人和一般的人比较，并分成若干等级：最好、很好、比较好、一般、较差、很差和最差等，这便是好—差的7级评定法。把这样的方法规范化，应用于精神症状或其他医学心理情况的评定，便成为心理评定量表。

随着医学模式的转变，评定精神症状的量表也越来越普及。我国在20世纪80年代中期已引进大多数症状评定量表，制定出了中国评定量表常模，为我国心理卫生、心理咨询和医学心理学研究提供了可靠工具，提高了临床及研究工作的可比性和科学性。

### 2. 心理评定量表的分类

心理评定量表根据内容，可以分为诊断量表、症状量表和其他量表；根据评定的方式，可以分为自评量表与他评量表；根据适用病种，可分为抑郁量表、焦虑量表和躁狂量表等。在心理咨询与心理治疗领域中，常用的评定量表主要是各种心理自评量表。

## 二、常用自评量表工具

### 1. 90项症状清单

90项症状清单（symptom checklist 90，SCL–90），又叫症状自评量表。

本量表共有90个项目，每一个项目均采取5级评分制，具体说明如下：

（1）没有。自觉无该项症状。

（2）很轻。自觉有该项症状，但对受试者并无实际影响或影响轻微。

（3）中度。自觉有该项症状，对受试者有一定影响。

（4）偏重。自觉常有该项症状，对受试者有相当程度的影响。

（5）严重。自觉该症状的频度和强度都十分严重，对受试者的影响严重。

该量表可测查10个范围的内容，相应地分为10个因子，它们分别是：躯体化、强迫症状、人际关系敏感、抑郁、焦虑、敌对、恐怖、偏执、精神病性及睡眠和食欲等其他情况。在开始评定前，先由工作人员把总的评分方法和要求向受试者交代清楚，然后让其做出独立的、不受任何人影响的自我评定。由本人或临床医生逐一核查，根据“现在或最近一个星期”的实际感觉进行5级评分。最后以总分、各因子的水平以及突出的因子为依据进行评定，借以了解病人问题的范畴、表现以及严重程度等。量表也可先后做几次测查，以观察病情发展或评估治疗效果。

由于本量表内容量大，反映症状丰富，能较准确地刻画出病人自觉症状的特点，故可广泛应用于精神科或心理咨询门诊，作为了解就诊者或来访者心理卫生问题的一种评定工具。

**2. 抑郁自评量表**

抑郁自评量表（self-rating depression scale，SDS）编制于1965年，该量表因使用简便，能相当直观地反映病人抑郁的主观感受，目前已广泛应用于门诊病人的粗筛、情绪状态评定以及调查、科研等。

SDS共包含20个项目，按症状出现的频度分4级评分：没有或很少时间、少部分时间、相当多时间、绝大部分或全部时间。若为正向评分题，依次评为粗分1、2、3、4分，反向评分题则评为4、3、2、1分。

评定表格由评定对象自行填写，在自评者评定以前，一定要让其把整个量表的填写方法及每个问题的含义都弄明白，然后做出独立的、不受任何人影响的自我评定。评定的时间范围是自评者过去一周的实际感觉。

待评定结束以后，把20个项目中的各项分数相加即得到总粗分，然后将粗分乘以1.25以后取整数部分，就得到标准分。按照中国常模结果，SDS总粗分的分界值为41分，标准分为53分。

**3. 焦虑自评量表**

焦虑自评量表（self-rating anxiety scale，SAS）编制于1971年，从量表结构的形式到具体评定方法，都与抑郁自评量表（SDS）十分相似，用于评定焦虑病人的主观感受。按照中国常模结果，总粗分的正常上限为40分，标准分为50分。

## 三、评定量表的信度和效度

评定量表所依据的是主试者的主观判断，因此其信度和效度比其他客观测验低。为了使评定更加准确可靠，必须控制和减少评定误差。

**1. 常见的评定误差**

（1）严格误差。在评定时主试者吹毛求疵，多方挑剔，给分过严，使症状分数集中在量表的高分端。

（2）宽容误差。主试者对任何一个被试者都选用较优的评语，给分过宽，不愿给人做出不好的评定，使症状分数集中在量表的低分端。

（3）趋中误差。有些主试者倾向于尽量避免做出极端的评定，使症状分数集中在量表的中间段。

以上三种误差都将缩小分数的分布范围而使评定的信度和效度降低。

（4）逻辑误差。有些主试者把其认为相互联系的症状都做同样的评定。

（5）“光环”效应。主试者对一个人的看法影响了对具体症状的评定，或主试者以偏概全，对某一方面的看法影响了对其他方面症状的评定。

**2. 相关注意事项**

应用评定量表的效果，与主试者接受严格的专业训练密切程度相关，也与量表编制的质量有关。为了提高评定的信度和效度，量表的编制及评定应注意以下几点。

（1）在主试者开展评定之前要对其进行有关量表评定的训练，使其切实把握评定标准，了解所要评定的各种症状的具体含义，并熟练掌握量表的使用方法。

（2）不同的量表适合不同的对象，除了病种以外，还有年龄或住院和门诊的限制。例如，抑郁自评量表（SDS）适用于有抑郁症状的成人。

（3）对于评定量表上的各个点不能只给出一个简单的数字，而应对关键性症状做出明确说明，最好为每个等级制定出评分时的参考指导，这对初学者掌握量表的评分有一定帮助。

（4）评定等级的划分不可过细。研究表明，只有受过严格训练的专业人员才能区别 11 个等级，大多数人对于 7 个以上的等级就不能做出有效的辨别了，所以通常等级的划分都在 3 级到 7 级之间，以采用 5 个等级最为常见。

（5）开始评定时，最好由两位或更多的主试者分别评定，其中一人作为检查者，其余为观察者，待各主试者评定的等级差异较小时，才能分别进行独立评定。

# 第四章

# 心理咨询

## 第一节　心理咨询概述

### 一、心理咨询的定义

到底什么是心理咨询，似乎至今尚无公认的定义，中外不同学者都有各自的说法。罗杰斯（C. R. Rogers）将心理咨询解释为，通过与个体持续的、直接的接触，向其提供心理帮助并力图促使其行为、态度发生变化的过程。威廉姆森（E. G. Williamson）等将心理咨询解释为，A、B 两个人在面对面的情况下，受过心理咨询专门训练的 A，向在心理适应方面出现问题并企求解决问题的 B 提供援助的过程。这里的 A 就是咨询师，B 就是求助者。

沙尔夫（Richard S. Sharf）在《心理治疗与咨询的理论及案例》一书中提出："定义心理治疗和心理咨询相当困难，因为对于它们的定义及两者之间是否存在差异没有什么一致的看法。"心理治疗和心理咨询是治疗师或咨询师针对一个或多个求助者存在的心理与行为问题，进行讨论和疏导。这些问题可能与思维障碍、情感痛苦或行为问题有关，治疗师可能使用人格理论、心理治疗或心理咨询的理论与知识来帮助求助者改善其功能。治疗师的助人方法必须得到法律和伦理道德的许可。

陈仲庚认为，心理咨询就是帮助人们去探索和研究问题，使他们能决定自己应做些什么。心理咨询应明确三个问题，即待解决问题的性质、咨询师的技术、所要达到的目标。

《心理学大词典》（朱智贤主编）将心理咨询定义为：对心理失常的人，通过心理商谈的程序和方法，使其对自己与环境有一个正确的认识，以改变其态度与行为，并对社会生活有良好的适应。心理失常，有轻度的，有重度的，有属于机能性的，有属于机体性的。心理咨询以轻度的、属于机能性的心理失常为其帮助范围。心理咨询的目的就是要矫正心理上的不平衡，使个人对自己与环境重新有一个清楚的认识，改变态度和行为，以达到对社会生活的良好适应。

李维主编的《心理学百科全书》对心理咨询的定义做了如下说明："咨询者就访谈对象提出的心理障碍或要求加以矫正的行为问题，运用相应的心理学原理及其技术，借助一定的符号，与访谈者一起进行分析、研究和讨论，揭示引起心理障碍的原因，找出行为问题的症结，探索解决的可能条件和途径，共同协商出摆脱困境的对策，最后使来访者增强信心，克服障碍，维护心理健康。"

钱铭怡认为："心理咨询是通过人际关系，运用心理学方法，帮助来访者自强自立的过程。"张人骏等对心理咨询下的定义是："心理咨询是通过语言、文字等媒介，给咨询对象以帮助、启发和教育的过程。通过心理咨询，可以使咨询对象的认识、情感和态度有所变化，解决其在学习、工作、生活、疾病和康复等方面出现的心理问题，从而更好地适应环境，保持身心健康。"马建青在其《辅导人生——心理咨询学》一书中将心理咨询定义为，运用有关心理科学的理论和方法，通过解决咨询对象（即来访者）的心理问题（包括发展性心理问题和障碍性心理问题），来维护和增进身心健康，促进个性发展和潜能开发的过程。赵耕源在《综合医院心理咨询》一书中提出我国的心理咨询概念是："向已经有了心理刺激而尚未发病的人，或已有某些心理疾病（变态心理）或身体疾病的人，进行心理指导，通过耐心细致的交谈，帮助他避免或消除不利于心身健康的心理社会因素，或认识这些心理社会因素在已发生疾病中的作用，因此能增强其对心理刺激与冲突导致疾病的防卫能力，减轻已经发生疾病者的心理负担，树立起对疾病的治疗信心，从而能预防某些精神病、神经症或心身疾病的发生，使工作、学习、生活更美满或促使病者向良好的痊愈方向发展。"

上述各位学者给心理咨询下的定义，使人颇有"同一事实，不同表述"的感觉。在科学领域中，给某类事物下定义，应当是用最概括的语言说出该事物的本质。从科学定义的要求来看，陈仲庚教授的定义最为简练，比其他人的描述更具概括性，但在内涵方面稍有欠缺。

按照规则，可以用一句话来给心理咨询下定义："心理咨询是咨询师协助求助者解决各类心理问题的过程。"

至于这种协助是在怎样的条件下进行，由什么人来操作，求助者的有关问题是什么，运用什么样的理论和方法，遵循什么样的道德准则，咨询最终达到什么目标等，都是对该定义的解释和说明，这些解释和说明本不应放入定义之中。

## 二、心理咨询的对象、任务和分类

### 1. 心理咨询的对象

心理咨询最一般、最主要的对象是健康人群或存在心理问题的人群。健康人群会面对许多婚姻、家庭、择业、求学、社会适应等问题，他们会期待做出理想的选择，顺利地度过人生的各个阶段。心理咨询师可以从心理学的角度，提供中肯的发展咨询，给出相应的帮助。当求助者感到上述问题影响生活和工作，产生的心理冲突难以自行排解时，心理问题就出现了。心理咨询师可以通过比较合理的咨询，较为系统地对心理问题进行分析和疏导，以缓解求助者的情绪困扰和内心冲突。但在一般心理问题、心理紊乱和神经症之间并没有一条不可逾越的鸿沟，而是一个从量变到质变的发展过程。心理问题和心理紊乱之间，心理紊乱与神经症之间的临床表现会有一些交叉，有一个不太清晰的过渡，对于心理咨询师来说，非常具体地确定求助者的情况是有一定困难的。一些有经验的心理咨询师，特别是有精神病学基础的心理咨询师，有时可能也会同时涉足心理紊乱及神经症问题的咨询治疗。

一般来说，咨询对象应具备以下几方面条件。

（1）具有一定的智力基础。求助者的智力一般需要在正常范围内，因为需要他们能够叙述自己的问题以及其他相关情况，要能理解咨询师的意思，还要有一定的领悟能力等。所以其必须具有一定的智力基础，否则，咨询将相当困难。

并非任何与心理有关的问题都可以通过心理咨询得到较满意的解决。有些内容适合心理咨询，而有的内容则不太适宜。一般来说，心因性问题，尤其与心理社会因素有关的各种适应不良、情绪调节问题、心理教育与发展问题等更适合通过心理咨询解决。严重的神经症病人，发作期、症状期的精神疾病患者，由于与外界接触不良，缺乏自知力、自制力，难以建立人际关系，因此，一般不属于心理咨询对象范畴。

求助者应无严重的人格障碍。因为人格障碍不仅会阻碍咨询关系的建立，还会影响咨询的进行，而且人格障碍问题旷日持久，需要深入的心理治疗才能奏效。

（2）合理动机。有无咨询的动机直接影响咨询的效果。那些缺乏咨询动机、经咨询师反复做工作后仍缺乏动机的求助者，一般不适合做心理咨询，因为他们没有改变自己状态的动机，也就很难取得疗效。咨询动机越强烈，就越容易达到双方密切配合，越容易取得效果。

动机的内容也常常决定咨询的效果。也就是说，咨询应是为了调整自己的某种状况，而不是为了别的目的。比如，有的人是想寻求心理安慰，有的人是为了能多见几次某咨询师，有的人是把咨询室当成避难所，有的人是来向咨询师证明自己比咨询师还聪明。因此，咨询师应搞清求助者的真实动机，否则很可能是白费口舌。如果发现求助者的动机不正确，应首先使其调整动机，否则就应中止咨询。

（3）具有交流能力。那些具有一定交流能力，能够较清楚、明白地表达自己的问题，能顺利体会咨询师的话，并随之采取行动的人，较为适合心理咨询。

（4）对咨询有一定信任度。如果求助者相信咨询是有效的，相信咨询师是优秀的，相信其理论和方法是先进的、实用的，就有可能取得良好的咨询效果。反之，如果求助者对咨询及咨询师一直持怀疑、观望的态度，咨询效果可能较差。

**2. 心理咨询的任务**

心理咨询应该而且能够为人们提供全新的人生经验和体验。对那些心理适应能力处在正常范围的人来说，咨询所提供的全新环境可以帮助他们认识自己与社会，处理各种关系以便更好地发挥他们的内在潜力。而那些由于心理问题而遇到麻烦的人可以在心理咨询师的帮助下逐渐改变与外界格格不入的思维、情感和反应方式，并学会与外界相适应的方式。

（1）建立新的人际关系。一名真正富有成效的咨询师应有健全的心理特征，能够全心全意地关心前来咨询的求助者，并且具有丰富的有关人类行为的知识和一套帮助别人的技巧，从而为咨询师与求助者之间建立一种不同以往的新型人际关系创造条件。

咨询关系是一种诚实的人际关系。咨询师应总是带着一种善意并且真诚的态度来回答对方的问题。咨询关系是一种相互理解的人际关系。为了达到帮助对方的目的，咨询师要想方设法去理解对方。咨询关系是鼓励人们勇敢地自我表现的人际关系。在与咨询师的关系中，人们可以直抒胸臆而不必承担破坏性的后果，他们的冒险或失败都不必付出任何代价。在咨询中，他们可以做出过激的或冷淡的反应，而咨询师常常用积极的态度去回应。

咨询师对求助者做出的反应一般是全新的、具有建设性的，并且能够促进求助者的自我理解，增进求助者的自尊、自信和独立自主精神，并有利于其潜力的发挥。求助者能够把他与咨询师的关系以及发展关系的经验，成功地应用于其他人际交往之中。

（2）认识内部冲突。咨询可以帮助人们认识到大部分心理问题是源于自己尚未解决的内部冲突，而不是源于外界。咨询可以使人们懂得，大多数心理问题是由内部产生的，外部环境不过是一个舞台，冲突就在这个舞台上面展开。人们遇到的与周围环境之间的或人与人之间的问题，正是内部冲突的外部表现和反映。

（3）纠正错误观念。人们总以为自己对事物的观察和理解是正确的，直到去寻求咨询时，求助者对自己的看法依然确信无疑。咨询也许是其有生以来第一次有机会审度自己思想观念和理解的准确性，并从中懂得这些观念是怎样导致许多本来可以避免的问题。咨询为这些人提供了一次机会，使他们对错误的观念进行思考，并代之以更准确、更现实的观念。

（4）深化求助者的自我认识。咨询可以引导人们去发现真实的自己，当人们真正认识了自己时，也就认识了自己的需要、价值观、态度、动机、长处和短处。

这种认识的关键是求助者的自我探索，咨询师起着启发和引导的作用。自我探索使意识扩大，过去觉察不到的内心世界逐渐清晰地呈现出来，人们对自己的理解更加深入。这种认识促使求助者更有自知，能够逐渐深入地理解自己的情感和社会环境及有关观念的联系，而不是总从同样的角度和在同一水平重复地思考。同时，这种理解伴随着自由的情感活动和行为反应，而不是固有的情感体验和固定的行为模式。咨询可以引导人们进入真实的自我，享受属于他们自己的生活。

（5）学会面对现实问题。咨询为人们更加有效地面对现实问题提供了机会。许多前来咨询的人，其应对现实问题的方法是不恰当的。从求助者看，他们不仅逃避现实以减轻自己的焦虑，并总想按照自己的愿望摆布现实，而且还经常设法求得周围人的支持以利于他们逃避现实。

（6）增加心理自由度。咨询为人们提供了给心理以更大自由的机会，大多数前来寻求咨询的人至少在一个相当重要的方面缺乏心理自由。

咨询允许人们有不足，并且帮助他们明白，一个人成长的道路总是与不完善和不足相伴的。而且这些人按照他们自身的本性自然而然地成长起来的时候，他们就有了更大的自由去享受生活了。求助者不愿让别人失望，咨询就可以给他让人失望的自由，从而使自己得到解脱。咨询也允许矛盾的感情同时存在，如既爱配偶又恨他（她），既为朋友感到骄傲又嫉妒他们，既认为自己是勇敢的又是胆怯的，这一切都可以共存。事实上，一个人的感情几乎永远不会统一，如果人们都能触及自己矛盾的感情并接受的话，他们就会逐渐理解自己的行为，并且在问题的解决上迈出重要的一步。

（7）帮助求助者做出新的有效行动。新的有效行动，所谓新，是过去未曾尝试过的；所谓有效，指行动给需要带来满足，如友好关系的体验、成就感等。启发、鼓励和支持求助者采取新的有效行动，既可以是公开的和直截了当的，包含明确的建议和具体的指导；也可以是含蓄的、间接的或暗示性的。

鼓励求助者采取使欲望得到满足的有效行动，就可以减少其烦恼。解决心理问题的关键，不在于求助者控制不住自己的思想，而在于求助者不通过有效行动去改变或满足自己的欲望。

3. 心理咨询的分类

（1）根据咨询内容分类。根据咨询的内容，心理咨询可分为发展咨询和健康咨询。

1）发展咨询。为了适应现代化的工作和生活节奏，人们越来越重视对自身的认识和关注，而发展性心理咨询可以帮助人们挖掘心理潜力，提高自我认识的能力。当自我认识出现偏差或障碍时，可以通过心理咨询得以解决。

随着人类物质文明和精神文明水平的不断提高，人们越发关注如何全面提高生活质量，比如提高学习和工作能力、保持最佳工作状态、营造安宁的生活环境、协调家庭成员和社会成员的人际关系等。心理咨询作为一种专业技能，可以帮助人们调整内心世界，提高生活质量。

发展性心理咨询常涉及以下内容：孕妇的心理状态、行为活动和生活环境对胎儿的影响，儿童早期智力开发，儿童发展中的心理问题，青春期身心发展的不平衡，社会适应问题，性心理知识咨询，男女社交与早恋等青年独立性和依赖性的矛盾，友谊与恋爱，成就动机与自我实现性问题，择偶与新婚，人际关系，择业、失业与再就业，中年及更年期人际冲突，更年期综合征等老年社会角色再适应，夫妻、两代、祖孙等家庭关系，身体衰老与心理衰老，老年性生活等。

2）健康咨询。凡是因为某些心理社会刺激而引起心理状态紧张（亦称心理紧张状态），并且明确体验到躯体或情绪上的困扰者，都可以是健康心理咨询的对象。因此凡是生活、工作、学习、家庭、疾病、康复、婚姻、育儿等方面所出现的心理问题，一旦求助者体验到不适或痛苦，都属于健康心理咨询的工作范围。其内容大致如下：

①各种情绪障碍，如焦虑恐惧、抑郁悲观等。

②各种不可控制的思维、意向、行为、动作。

③各类心身疾病，如心脏病、高血压病、支气管病等，以及性功能障碍。

④患长期慢性躯体疾病，久治不愈，既对治疗不满意，又丧失信心，因而需要进行心理指导。

⑤对精神病康复期求助者的心理指导。

⑥对家庭中的求助者，进行处理、护理等。

（2）根据咨询规模分类。根据咨询的规模，心理咨询可分为个体咨询与团体咨询。

1）个体咨询。个体咨询最初的形式是一对一的关系。在方式上，个体咨询是咨询师与求助者发生的单一交往，而与求助者所处的社会、集体及家庭毫无关系。在内容上，个体咨询着重帮助解决求助者个人的心理问题。

个体咨询的一对一关系提供了一个可靠安全的环境，可使求助者容易与咨询师建立彼此信任的关系。它为咨询师与求助者提供了最大限度的个人接触的可能性。个体咨询有许多优越性。首先，求助者可以进行充分的倾诉，将自己心中的烦恼、焦虑、不安或困惑直接告诉咨询师，咨询师在耐心倾听的基础上，可以与求助者进行面对面的讨论、分析和询问，这种形式显得直接和自然。其次，个体咨询可以使咨询师对求助者进行直接观察，有助于对求助者的个性、心理健康状况、心理问题的严重程度和当时的心态进行观察、了解和诊断。

2）团体咨询。团体咨询是在团体情境中提供心理帮助与指导的一种心理咨询形式，是通过团体内人际交互作用，促使个体在交往中通过观察、学习、体验，认识自我、探讨自我、接纳自我、调整和改善与他人的关系。

一般而言，团体咨询由 1 ~ 2 名指导者主持，根据求助者问题的相似性，组成小组，通过共同探讨、训练、引导，解决成员共有的发展课题或心理问题。团体的规模因参加者的问题性质不同而不等，少则 3 ~ 5 人，多则十几人到几十人。

团体咨询不是个体咨询的简单拓展，也不是为了节省时间和人力。团体咨询与治疗有其独到之处。其作用可以概括为如下几点。

①团体为个人提供了一面镜子。

②成员可从其他参加者和指导者的反馈中获得益处。

③成员接受其他参加者的协助，也给予协助。

④团体提供考验实际行为和尝试新行为的机会。

⑤团体情境鼓励成员做出承诺并用实际行动来改善生活。

⑥团体中的互动行为，帮助成员了解他们在工作中、家庭中的功能。

⑦团体的结构方式可以使成员得到归属感。

团体咨询有其独特的优点。团体咨询是通过团体来指导个人，通过团体活动协助参加者发展个人潜能，学习解决问题及克服不良情绪和行为的方法。团体咨询也有其局限性，有其他人在场的情况下，求助者容易产生顾虑，不愿暴露自己的想法。所以，团体咨询只能解决一些共同存在的表层心理问题，深层的问题则需要通过个体咨询单独加以解决。

专题咨询和现场咨询也属于团体咨询的范畴。专题咨询是就部分人提出的某一共同问题进行商议、讨论和分析，寻求该种心态产生的根源和解决办法。现场咨询是咨询师深入到班组、宿舍或其他活动场所，对求助者提出的问题和存在的疑虑给予帮助的一种形式，由于是在活动现场进行咨询，所以气氛更加放松和自然。

（3）根据咨询形式分类。根据咨询采用的形式，心理咨询可分为门诊咨询、电话咨询和互联网咨询。

1）门诊咨询。门诊咨询原来是医院门诊的一个专业领域，最早主要在精神病院实施，后来发展到在综合医院实施，进一步又形成了社区性的独立的门诊咨询形式。目前在国内，一些精神病院、综合医院、大专院校、科研机构设立了心理咨询门诊，部分地区还设立了独立的心理咨询机构。

门诊咨询可由心理学家、医生、社会工作者独立或联合进行。求助者可以直接到心理咨询门诊就诊，也可以通过其他部门介绍转诊。心理咨询师的专业应有侧重点，在通晓心理咨询各科内容的基础上有专业特色，这样才能避免把心理咨询门诊简化为一般的问事机构。门诊咨询主要是个体咨询，这种方式有利于消除求助者的顾虑，打破心理屏障，使咨询不断深入。同时，心理咨询师还可以根据来访者的反应，随时调整咨询对策，避免其他因素的干扰。门诊咨询也可以进行团体咨询。简单的团体咨询以讲座的形式进行，讲座的题目是大家所关心的带有普遍性的问题。

由于门诊咨询能够及时发现问题，随时进行语言交流和心理指导，因此门诊咨询是心理咨询中最主要而且最有效的方法。

2）电话咨询。电话咨询是利用电话对求助者进行劝告和安慰的咨询形式，这种形式对于处理心理危机有很好的效果。20 世纪 50 年代在一些国家开始设置的电话心理咨询主要是为了防止心理危机所导致的恶性事件，如自杀、暴力行为等。咨询中心有专用的电话号码，心理咨询工作人员 24 小时轮流值班。通过电话进行交谈是一种较为方便而又迅速及时的心理咨询方式。当一个人由于一时冲动而准备采取某种过激行为时，如果拨通了心理咨询电话，就可能得到关怀和温暖，在心理上得到开导和慰藉。

3）互联网咨询。随着网络技术的迅猛发展，互联网咨询已逐渐显示出其特有的优势，许多心理咨询师已经开始考虑使用互联网来帮助求助者。

对于那些由于个人身体条件、地域环境的限制不能直接寻求心理咨询，以及由于个人原因不愿意面对心理咨询师的人们来说，互联网咨询尤为必要。互联网咨询也可以成为心理咨询与治疗过程中的第一步，通过互联网咨询，求助者可在网络上达成“与心理咨询师的第一次接触”，实现安坐家中，进行心理咨询。互联网咨询有许多优点，除了可以突破地域条件的限制之外，还可以借助软件，便利地进行心理问题的评估与测量，并将咨询过程全程记录，便于反复思考，以及作为案例讨论。当然，和面对面的咨询相比，互联网咨询也有不足，它必须通过独特途径和求助者建立关系，互联网咨询过程中双方真实身份识别困难，电脑知识欠缺会带来不便，咨询师需要弥补不在现场所造成的影响作用的不足，需要避免因为信息交流不充分而引起的误会等。

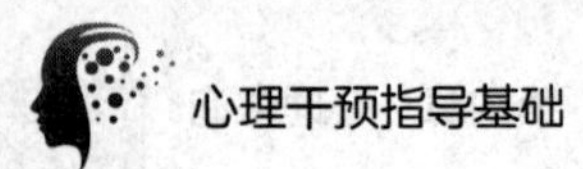


# 第二节　心理诊断

## 一、心理诊断概述

### 1. 心理诊断概念的提出与演进

“心理诊断”（psychodiagnostic）一词，最早出现在罗夏（H. Rorschach）的《心理诊断》一书中。这一概念最初专用于精神病学领域，但是，这一概念很快便超出了医学领域。随着临床心理学的诞生与发展，那些测量成人与儿童智力水平、人格倾向、情绪状态、兴趣爱好、能力水平以及各种偏离常模行为的工作都被纳入了“心理诊断”范畴。为此，心理诊断这一概念虽然就内涵来说都是以观察法、会谈法、实验法、测量法获取临床资料，而后通过资料的分析与综合对当事人的心理过程和心理状态、智力水平及个性特征等做出判断，但是，由于在进行上述工作时针对的对象和工作任务不同，所以在外延上，心理诊断这一概念便有所谓广义与狭义之分。

广义的心理诊断既涉及临床心理学中的心理问题与心理障碍的诊断，也涉及临床精神病学的辅助诊断、疗效和预后评定。狭义的心理诊断则是专指临床心理学中对各类心理紊乱的定性区分与评估。严格地说，狭义的心理诊断更加确切。由于临床精神病学的诊断有自己的系统和一整套标准，即使使用某些心理学方法取得某些结果，也仅供参考而不能作为精神病的诊断依据，只有临床心理学中为了心理咨询与治疗的目的对心理问题、心理障碍和其边缘状态所进行的定性区分和判断才是以心理测评结果为依据的。由于心理诊断一词自身具有上述含混性质，也由于临床心理学中对当事人心理紊乱的定性区分更强调评估过程，所以近年来在临床心理学中又提出另一概念，即“心理评估诊断”，或简称为“心理评估”（psychological assessment）。

心理诊断更强调结果和确定性，是相对静止和孤立的概念；心理评估更强调过程，是动态和变化的概念。

### 2. 心理诊断的科学性

验证心理诊断或心理评估的科学性可从以下几方面入手。

（1）方法是否可靠，方法的操作是否合乎规程。

（2）对单项结果的评价报告是否切合当事人的实际情况，对多项结果进行的分析是否符合各类指标之间的内在逻辑性。

（3）新提出的测量和测验方法是否合乎心理学的原则，有无充分的心理学理论依据。

（4）在排除其他干扰因素的前提下，临床治疗效果也可以作为心理诊断科学性的检验方法。

**3. 心理诊断目标与一般心理学研究目标的区别**

一般心理学的研究目标是寻求人类总体或各种群体的共同心理特征与规律或某些心理特征在人群中的分布情况，而心理诊断则是以个体为目标探求其心理特征并找到其在群体分布中的位置，以便确定其偏离常模的距离。如人都有接受暗示的心理特点，但受暗示的难易程度则各不相同，所以接受暗示的难易程度在人群中有一个自然分布，这是普通心理学或个性心理学的研究目标。心理诊断学则是通过某种测试手段测定某一个体接受暗示的水平，确定它在自然分布中的位置以及与常模的距离，从而断定是否为致病的原因。

## 二、心理诊断的对象、任务与方法

**1. 心理诊断的对象**

人类群体中没有丝毫心理紊乱的人是少数，有精神疾病的人也是少数。从没有任何心理紊乱到患有精神疾病之间存在一个很广的过渡带，在这一过渡带中，包含着各种心理问题和心理障碍。为此，处在过渡带中的人们需要进行心理咨询或心理治疗以平衡或矫正失常的心态与行为。处在过渡带中的这些人便是心理诊断的对象，这些寻求咨询和治疗的人首先要得到恰当的诊断。

**2. 心理诊断的任务**

（1）区分的原则。进行心理诊断时应正确区分正常精神活动和异常精神活动。这里必须说明，临床心理学家有责任去发现精神异常的患者，但无权处理这类病例，更无权擅自使用各种精神药物。经过心理诊断一旦发现异常症状，应立即介绍给精神病学家，以便使患者得到正确的早期治疗。

根据心理学原理，区分正常与异常精神活动的原则有以下三条。

1）一致性原则。由于心理活动是客观现实的反映，所以心理活动在正常情况下应与客观现实具有一致性，在其内容、形式、数量和质量上都与客观现实具有某种一致性关系，特别在物理性质和几何性质的感知方面更是如此。这一原则包括人的自我认知与评价，即自知力和各种自我定向能力。

2）统一性原则。由于心理是脑的机能，而脑是具有高级协调功能的器官，所以，作为大脑高级功能的各类心理活动和心理过程之间应总是保持着统一性，即知、情、意以及各种个性特征之间具有统一和协调的关系。

3）个性相对稳定性原则。人的个性是发展而来的，因此，就绝对意义上讲它是变化的，但是在一定条件下和一定时期内，它又不会无原因地发生突变，这就是它的相对稳定性。正常人的个性总会保持着相对稳定的性质。

以上三条原则中任何一条遭到破坏，都可视为异常精神活动的征兆。

（2）寻找心理紊乱的原因。造成心理紊乱的原因形形色色，但按性质可分为社会原因、认知原因和生物学原因三类。临床上几乎看不到单因素致病的案例，但是，就造成心理紊乱来说，也不是各类原因同等地发生作用。为此，心理诊断工作要在病因综合体中找出经常的和起主要作用的原因，并且要对主要因素与从属因素的关系做出解释。

（3）对心理紊乱状态做出分类诊断。临床上可把心理紊乱分为三大类。

1）第一类称为心理问题。心理问题是指近期发生的、内容尚未泛化的和反应强度不甚剧烈的心理紊乱状态，患者在心境和情绪方面会产生一定波动，思维却保持着严密的逻辑性，人格也十分完整。

2）第二类称为心理障碍。心理障碍是指初始反应剧烈、持续时间久、内容充分泛化和自身难以克服的一种沉重精神负担，这类心理紊乱患者不单在情绪方面波动较大，而且会出现各种思维逻辑错误，由于长期的精神折磨，其人格也可能出现某些缺陷。

3）第三类称为心理疾病边缘。这是心理紊乱的最严重状态，患者往往带有不典型的异常精神现象，如注意力分散、好幻想、意志力减弱、自我评价过度偏离常态、社会交往和人格方面的改变等。

**3. 心理诊断的方法**

心理诊断的直接目的是对心理紊乱的性质、程度和原因做出判断，而心理评估则是诊断的先决条件。只有通过全面的心理评估才能更透彻地了解患者的各种心态和个性特征，才能更有根据地确定患者心理紊乱的关键所在。

进行心理评估的途径或手段有以下几种。

（1）会谈法。会谈内容是十分广泛的，如从患者的年龄到他对家庭成员的看法，从童年游戏到目前的职业，从婚姻状况到社交兴趣等，广泛的交谈是了解患者全面状况的重要途径。

（2）史料分析法。在通过生活史评估患者目前心理状况时应有重点，切实把握与患者目前生活有重要联系的生活史事实。由于个人生活史是由大量的生活活动组成的，所以无重点地考虑生活史往往会导致错误地或牵强附会地把生活史中的某些事件与目前状况联系起来，从而在诊断时影响其准确性。

（3）测验与实验法。测验与实验法是进行心理评估的重要手段，特别是把几种有用的测验首尾相接地、有机地联系起来进行测试，对于迅速了解患者的心理状况是很有帮助的，而且对于非专业人员来说，这类评估最令人信服。

测验与实验法可按其目的性分为以下几类。

1）认知能力类。包括各种智力测验和认知水平测验。

2）情绪、情感类。包括以情绪反应为指标的测验，如控制联想、自由联想等。

3）意志品质与个性类。包括各种个性量表和兴趣爱好测验等。

4）行为观察法。在现实活动中对患者进行行为观察，并按等级量表给予评定。这种方法一般在住院病人和疗养时期的病人中最容易进行，这时可进行自然观察，对门诊咨询和治疗的病人通常是在进行心理测验和谈话的同时，观察其行为表现，看是否在回答和叙述某些问题时出现紧张或窘迫的表情与动作等。

5）产品分析法。由于人的劳动产品，特别是脑力劳动的产品，其本身都融入了人的精神属性和特点，所以客观地分析其产品可以洞察患者的内心世界，了解患者的情绪、期望以及他们对世界的理解等，这类方法中以绘画和书写分析最为常用。

**4. 心理诊断的注意事项**

由于进行心理评估时采用的方法与手段都有一定的局限性，所以借助评估结果进行分析诊断时应注意以下几点。

（1）必须考虑方法的可靠性与操作的合理性，只有在这两个条件都满足的情况下，结果才有价值。

（2）进行单项评估分析时，必须参考其他因素，以便印证其合理性；进行多项评估的综合分析时，应突出重点，以便使诊断更加明确。与此同时，必须理清评估的重点与非重点之间的逻辑关系，以便使诊断更加可信，并能为治疗提供操作性原则。

（3）在利用行为观察法和产品分析法等非标准化方法进行评估诊断时，应有两个以上的参加者共同讨论协商，以免由于资料收集时的主观因素所造成的误差干扰诊断。

（4）对于已经出现异常心理活动的患者，必须请精神病学家会诊，以便鉴别早期精神病，避免临床心理诊断的失误。

# 第三节　学校心理咨询

依据咨询对象的年龄特征和学校教育的特点，学校心理咨询可大致分为小学心理咨询、中学心理咨询、大学心理咨询。小学心理咨询又可分为初入学阶段和小学中后期阶段心理咨询，中学心理咨询又可分为初中和高中心理咨询，大学心理咨询又可分为低年级和高年级心理咨询。不同学习阶段的心理咨询常遇到个体心理差异问题，因此，使用的咨询方法和最终目标自然也会不同。

## 一、小学心理咨询

在小学阶段，心理咨询工作应和国家的教育方针密切配合，以国家教育方针为指导原则，引导学生在德育、智育、体育等方面得到全面发展。

### 1. 小学心理咨询的内容

初入学阶段学生即小学一、二年级学生刚刚由非正规教育步入学校正规教育，这时，他们常常有学校适应不良、学习兴趣淡漠等情况。因此，适应学校和培养学习兴趣便是该阶段小学生心理咨询的重点。在该阶段，对学校环境适应不良或学习兴趣受到打击的影响将是深远的。而学习成绩对这个阶段的儿童来说并不是首要问题，所以，咨询重点应落在促进适应学校环境、培养学习兴趣和对陌生事物的好奇心上，当然，保护学生的自信心、维护学生的自尊心，在心理咨询中也占有重要位置。

对于小学中后期阶段，即三年级以上的小学生，要培养他们自觉遵守学校纪律、尊敬老师、团结同学、热爱集体。这阶段的咨询内容多是行为方面的问题，咨询目标也是培养良好的行为、纠正不良行为。有些学习兴趣被打击或自尊心、自信心被损害的学生，在这时会出现不愿学习、学习成绩不佳等问题，这也是该阶段心理咨询的重要内容之一。

在整个小学阶段，心理咨询工作都应当采取生动活泼的方式，用正确的人生哲理去影响学生。另外，心理咨询工作也应及时发现与识别小学生常见的发育缺陷及其他异常情况，以便及时妥当地处理。

小学心理咨询工作的前提是建立良好的学习氛围，向学生提出合理的学习要求，保护和激发学生的自尊心和自信心。

### 2. 小学心理咨询工作的实施

小学心理咨询的任务就是促进学生的正常成长与发育。常用的方式有课堂指导、同伴咨询、协作培训。

（1）课堂指导。课堂指导是小学心理咨询服务的一种有效方式。例如，每周为2～3个班级的学生开设一次大课堂的指导课程或团体指导活动等。这类指导的重点是对学生共同关心的学习行为和学校人际行为进行普遍意义上的指导，比如如何看待和处理学习与游戏的关系，如何与同学、教师友好相处，如何在学校内交朋友，如何看待教师的表扬和批评等。

（2）同伴咨询。小学心理咨询服务的方式还包括从学生中选拔、培养同伴咨询师，为教师、学生家长建立以协作为目的的培训项目等。同伴咨询师是一些经过特殊选拔和培训的小学生，他们将以“心理咨询师助手”的身份为同学提供帮助，如帮助同学相互认识和了解，创造一种相互接纳的良好氛围，协助教师建立良好的课堂环境等。

（3）协作培训。协作培训项目主要是为教师、学校管理人员和学生家长建立的，因为学生是他们所共同关心的对象，他们如果能够相互协调、相互合作，对学生共同施加一致的影响，就可以更为有效地促进学生的发展和成长。小学心理咨询工作者在协作培训项目中的主要目标是促进各类人员的合作和人际沟通。

## 二、中学心理咨询

### 1. 中学心理咨询内容

中学阶段是少年向青年过渡的时期，学生带着美好的理想随时在现实生活中寻找模仿的榜样。中学生会以榜样为目标自我激励，依据这一年龄特征，在心理辅导中也要使用榜样的力量，促进他们的自我发展。在这个阶段，学生面临着更加开放的外部环境，也面临着许多新的问题需要应对，如由于身体发育所引起的生理和心理变化、学业上更高的要求、更大的学习压力、来自同学竞争的压力、与父母的冲突，以及其他与形成自我意识有关的问题等，这些都需要给予有效的调整。

中学生比小学生面临着更多的焦虑、抑郁等情绪体验，他们在完成学业和自我发展的过程中会面临更多的困难。因此，心理咨询师的工作也更具有挑战性。心理咨询师必须用恰当的方法，帮助学生体验他们的生活环境、认识自我，使学生以更加开放的态度和胸怀去面对世界，培养学生在未来学习和生活中的独立性等。中学时代是道德成长和急速社会化的阶段，是自我意识确立和迅速发展的阶段，也是不断提高自我的独立性、扩展学习兴趣、开阔视野、扩大知识面以及充分发挥个人能力的阶段。所以，在这一阶段，心理咨询工作应尽力去满足他们自我发展的上述需求。对高中生来说，他们在生活、学习方面的独立性越来越强，心理咨询工作除了尊重他们这一年龄特点以外，还必须注意引导、培养他们的互助精神，为他们未来步入大学或走向社会做充分准备。这对他们未来提高社会适应能力有积极的作用。

**2. 中学心理咨询工作的形式**

中学心理咨询工作应包括课堂指导、定期与教师接触、个别咨询、定期评估学生的进步、定期与学生家长接触、对各类图书和社会服务设施进行评价和推荐等。

考虑到中学生认知能力、思维能力的提高和学习能力的增强，可以为学生开设自我管理课程，帮助学生学会如何接纳自己、如何与教师和同学友好相处、如何接纳自己的学校，鼓励学生积极地参与到学习活动之中。

团体咨询可以对学生的智力和人格发展同时产生影响，在帮助学生增强自信心、树立自立意识、减少对同伴的依赖或对同伴的控制等方面效果突出。

除了课堂指导和团体咨询以外，心理咨询师加强与教师和学生家长的沟通，与他们共同关心学生的成长和发展，也具有同样重要的意义。

当中学生的有些问题不能在学校进行咨询时，心理咨询师应为学生及其家长介绍合适的咨询机构。

## 三、大学心理咨询

实践表明，大学心理咨询对改善大学生的心理健康水平、促进大学生成长与发展能起到重要的作用。

大学心理咨询工作的基本目标是通过咨询，对大学生的认知、行为、情感加以调整，帮助他们顺利地适应新的学习环境、掌握新的学习技巧、学会新的与人相处的方法、制定适应自我发展的成才目标，使他们能够顺利地完成学业、进入社会。大学生普遍关心的问题有毕业就业问题、社会适应问题、恋爱婚姻问题、出国深造问题等。

大学生在下列几个特定时间容易向心理咨询师求助：刚入学时，考试前后，临近毕业。大学生遇到的问题常常具有一些共同特征，但同时又因学校及学生具体情况的不同而有所不同。

**1. 大学心理咨询的任务**

众所周知，大学阶段是人的心理走向成熟、人格趋于完善和稳定、确定未来的发展目标和职业目标的重要时期。国外学者提出，大学生的发展任务有七个方面：竞争能力、自主能力、情绪和情感控制、自我角色的认定、发展目标、整合自我、人际关系。大学阶段作为个体社会化过程中的一个特殊时期，所面临的发展任务多样且繁重，而且不同年级大学生的发展重点也各不相同。

具体来说，大学心理咨询的主要任务是：

（1）预防心理问题的发生，促进心理健康。通过心理咨询，可有效地缓解大学生由于环境不适、学习压力、人际关系不协调所产生的种种困惑和心理冲突，避免严重心理问题的发生。

（2）促进全面发展。心理咨询可为大学生提供多种活动的参与机会，促进他们人格道德、人际交往能力成长与发展。

（3）促进职业发展与成长。帮助大学生充分地了解自己（性格、优势、兴趣等），了解社会的职业环境，帮助大学生充分利用大学和社区的资源，提供丰富的职业信息和职业实践机会，促进大学生的职业发展与成长。

**2. 大学心理咨询工作的实施**

大学心理咨询的常见模式包括个体咨询、职业指导服务、协商调节服务、培养同伴咨询师。

（1）对学校适应、人格发展、人际交往、学业成长、职业发展等问题，一般采用个体咨询模式。

（2）对学生的学业和职业发展有关的问题，一般通过职业指导服务向学生提供必要的帮助。

（3）对学生在人际合作、协调、行为策略方面的问题，多采用协商调节服务。

（4）培养同伴咨询师的具体模式是，先让新生中的学生干部提前入学，集中进行入学适应培训，了解学校及当地的环境，学习学校的各种规章制度，熟悉学校的文化等。之后，让他们扮演同伴咨询师的角色，去帮助其他新入学的大学生。

# 第五章

# 心理治疗

## 第一节　心理治疗的概念与原则

### 一、心理治疗的概念

心理治疗是指治疗者有目的地运用心理学的理论与技术去影响治疗对象，促使其认知、行为和情绪发生改变，达到去除症状、适应环境、健全人格等目标的过程。心理治疗包含以下几个要素。

**1. 治疗过程**

心理治疗是一个过程，在这个过程中，治疗者通过与治疗对象建立良好的关系，运用心理学的一些原理与技术，对治疗对象进行帮助，从而达到改善治疗对象心理健康状况和行为方式的目的。任何心理治疗都是由一系列的活动组成，在活动过程中，通过各种影响因素的相互作用，使治疗对象的认识、行为、情绪等逐步改善，这种改善是逐步的、缓慢的，所以心理治疗是一个长时间的过程。

**2. 治疗者**

心理治疗过程中的治疗者要能理解治疗对象，与治疗对象建立特殊的关系，要能熟练运用心理学的理论和技术，对治疗对象进行影响和治疗。这就需要治疗者具有助人之心、敏锐的洞察力以及良好的心理素质。而且，治疗者要明确认识自己，了解自己的优势与短处，尤其是人际沟通中对何类事物比较敏感，对何类事物反应比较迟钝等，使自己能有效地帮助治疗对象。在治疗过程中，治疗者的言行及情感会对治疗对象产生相当大的影响，所以，治疗者要充分利用这种交互作用，有意识地引导治疗对象向健康的方向前进。

**3. 治疗对象**

心理治疗的对象是患有某种心理疾病的人，或者说是患者。患者以病人的身份出现在心理治疗者的面前，就成为心理治疗的对象。但并非所有出现心理障碍症状的人都适合接受心理治疗，心理治疗只能利用心理学的方法对人的心理因素进行干预，因此只对那些由心理因素所导致的心理障碍起作用。

**4. 治疗理论和方法**

治疗过程中需要采用一定的治疗技术来改变治疗对象的情绪、认识、人格或行为。这种治疗技术一般是一套基本原理及具体的治疗构想，能解释治疗对象症状的起因并提供治疗症状的程序。心理治疗的方法很多，按其理论基础可分为心理分析疗法、行为疗法、认知疗法等。

**5. 治疗目标**

任何活动都有一定的目标，心理治疗也不例外。心理治疗的过程中，治疗双方要进行哪些活动是由治疗所追求的目标确定的，有了治疗目标，就可以对治疗的进展和效果进行评估，可以根据治疗目标来评判所进行的治疗是否有效，并依评判的结果来终止、调整或继续该治疗方法。同时，有了明确的治疗目标，可以唤起治疗对象的获助希望，调动治疗对象的积极性，使治疗更易见成效。通常，治疗目标是促进治疗对象成长与发展，治疗者在心理治疗过程中全力以赴促使治疗对象的心理状况发生改变，使其能缓解或消除临床症状，适应环境，达到正常、健康的心理状况。

## 二、心理治疗的原则

心理治疗是一种通过对人的心理活动进行分析，采取一定的技术帮助人们解决各种心理问题的复杂工作。在心理治疗过程中，坚持正确的治疗原则是获得积极的治疗效果的重要因素。在心理治疗过程中，应遵循如下几项原则。

**1. 尊重原则**

对治疗对象缺乏尊重的治疗者常常以命令的语气对治疗对象说话，总想把自己的意见、思想、价值观强加给对方，而且可能会因为具有专业知识和了解了治疗对象的弱点，就以为自己是权威，就告诉治疗对象应该这样做或不应该那样做，让治疗对象跟着自己的思路走。

要做到尊重治疗对象，就要多给予治疗对象积极关注，认真倾听对方的谈话，并不时以点头和“唔”“是这样?”“我明白”等语句来鼓励对方；要对治疗对象的某些反应给予肯定与赞赏，如“你讲得很清楚”“你反应很快”等；还要对治疗对象的不同意见表示理解，不以粗暴的态度反对对方的观点和看法。

### 2. 共感原则

“共感”是“empathy”的中文意思，也把它译为“共情”等，是指一个人能够设身处地地感受他人的某种情绪、情感，就像感受自己的内心世界一样。这是一种替代性情绪和情感反应能力，其主要的特征就是能够将自身投射到他人的心理活动中去，理解与分担对方精神世界中的各种负荷。它是心理治疗者与治疗对象之间能否建立融洽关系的关键，也是治疗对象能否积极地自我坦露的关键，因而，它是心理治疗的重要工具之一，也是心理治疗必须遵循的一项原则。

美国著名心理学家伊根（Gerard Egan）把共感分为两种类型：一种是“初级共感”，另一种是“高级准确的共感”。可以通过下面的例子来理解这两种共感。一位工作了几十年的高层管理干部下岗了，他在谈到此事时说：“我真是气极了，我恨不得把工厂给炸了，我把一生中最宝贵的时间都奉献给了这个厂，现在居然让我下岗了……”

（初级共感）治疗者：“我理解你的感受……”

（高级准确的共感）治疗者：“你感到很生气……你是不是觉得这样对你太不公道，太让人心寒了?”

在初级共感反应中，治疗者认识到治疗对象正在体验事情发生时的情绪，于是与治疗对象交换自身的体验；而在高级准确的共感反应中，治疗者设身处地地表明了自己的态度，并且揭示和解释了治疗对象情绪产生的原因，引导了进一步讨论的方向。

下面是一些提高共感水平的实践性建议：

（1）与别人谈话时，试着用自己的话把对方的意思复述出来，看看自己是否理解了对方话中的含义。

（2）设身处地地把自己“变成”对方，用对方的眼睛去看问题，用对方的头脑去想问题，尽可能地排除自己的经验、价值观、知识、人格特点、兴趣爱好等因素的影响，以一种客观的态度去感受对方的内心世界。

（3）努力丰富自己情绪方面的词汇，通过各种途径学习和理解情绪方面的词汇，使自己能自如地描绘各种感情。

### 3. 不评判原则

不评判主要指心理治疗者对治疗对象在治疗过程中表露的思想和行为不加以直接的是非评判，鼓励治疗对象自己去理解和判断个人的思想和行为。这种做法可以强化治疗对象进行自我坦露与剖析，并提高认识能力与自助能力，促进治疗者与治疗对象之间的情感交流。治疗者不能强行判断治疗对象暴露出的思想和行为的对错，也不能将自己对事物的主观立场和态度强加给治疗对象，更忌以教导者的身份去教训治疗对象。治疗者应该尽力加强与治疗对象的情感沟通，理解对方的感受。

当然，不评判原则在实践中具有一定的局限性。一般来说，该原则比较适用于一个人的所作所为只对自己负责的情形。而如果一个人因某种变态心理或某种主观欲望去做危害社会、违法犯罪的事（如偷盗、强奸等），不加评判就不合适了，因为它无益于对治疗对象犯罪意图与行为的纠正，因此，必要时也要对治疗对象提出适当的忠告与建议。

**4. 对治疗对象负责的原则**

对治疗对象负责、维护治疗对象的最大利益是心理治疗的一个重要原则。在心理治疗过程中，治疗者要把治疗对象的利益置于自己的利益之前，考虑问题要以治疗对象的利益为出发点。例如，在安排会谈时间、地点时，应优先考虑治疗对象的方便等。

**5. 目标原则**

心理治疗是一项有目的的工作，在心理治疗的过程中，设定目标是一个很重要的因素。治疗目标按不同的标准有不同的划分方法。

（1）一般目标和个别目标。一般目标是指某一流派的治疗者所持有的适用于该流派的所有治疗对象的目标，个别目标是指针对某一特定治疗对象所制定的目标。

（2）终极目标和中间目标。终极目标是指通过此次心理治疗最终要达到的目标，如消除某种症状、改善人际关系等。中间目标是指治疗过程中的一个个阶段性目标，可以说是向终极目标迈进的步骤。治疗过程中，要以达到中间目标为目的，当所有的中间目标都达到后，终极目标也达到了。

（3）矫正的目标和发展的目标。矫正的目标一般是消除临床症状或克服消极的不良行为，发展的目标一般是开发潜能或提升生存品质。心理治疗侧重于矫正的目标。

在实际的治疗过程中，针对不同个体的不同问题要制定不同的目标，而且，目标必须由治疗者与治疗对象一起商量制定，这样才能调动治疗对象的积极性，保证治疗的效果。一般而言，首先要确定一个终极目标以及多个中间目标。这些目标不必局限于某一派别或某一理论，可以根据治疗对象的具体情况进行整合。但要注意制定的目标应该尽量满足下列要求：目标要具体，如果是比较概括的目标就要把它分解为几个方面；目标要具有可测度，即目标是可观察的、可量化的；目标应是通过心理学手段干预可以达到的；要确定目标属于心理目标而不是生活目标。

**6. 保密原则**

治疗者应该尊重治疗对象的隐私权。在心理治疗的过程中，治疗对象要坦露大量

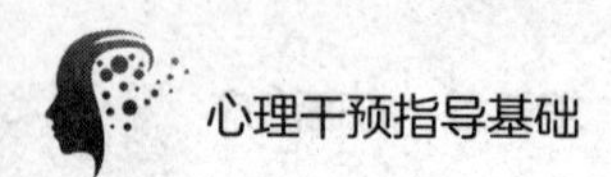


的私人信息，而且有很多是不适合让别人知道的行为和想法，这就要求治疗者对有关信息严格保密。这不仅是治疗者的道德原则，而且会影响治疗对象对治疗者的信任，从而影响治疗的效果。

当然，有时为了交流和研究，在征得治疗对象的同意后可以公开其资料，但必须隐去治疗对象的真实姓名和具体单位。另外，在一些特殊情况下，比如治疗对象有自杀或伤害他人的倾向或企图时，需要立即采取必要的措施来防止意外事件发生，此时可以通知相关人员，但也要尽量保护治疗对象的个人隐私。

## 第二节　心理治疗的方法

心理治疗的方法数以百计，有的着重于外显的行为表现，有的着重于内隐的认知结构，有的着重于情绪情感，它们的侧重点虽然各有不同，但目的都是使治疗对象发生某些变化，例如减少某些不适当的行为、调整认知结构、改善不良情绪等。现阶段常用的心理治疗方法有以下几种。

### 一、心理分析疗法

心理分析疗法是由奥地利心理学家弗洛伊德（Sigmund Freud）创立的一种心理治疗方法，是通过对人的心理进行分析，从被压抑的无意识中找出致病原因，使治疗对象在意识层次上对此有所领悟，以达到消除症状的目标的治疗方法。

#### 1. 理论基础

弗洛伊德所创立的精神分析理论，把人的心理活动分为无意识、意识以及前意识三个部分。无意识又称为潜意识，是指一些深层次的、无法被觉察到的思想观念和这些思想观念正在进行的活动；意识是指人能直接感知到的心理活动；前意识介于无意识与意识之间。无意识中包含了很多为社会伦理道德、宗教法律所不容的本能的欲望和见不得人的观念经验。这些无法满足的欲望被压抑在无意识中，积极活动，不停地寻找出路。弗洛伊德曾把心理活动比作海洋上的一座冰山，露出水面的小小山尖是意识，下面看不见的巨大部分是无意识。

弗洛伊德把人格结构分成本我、自我以及超我三个部分。本我是人格结构中最原始的部分，包含人的一切本能欲望和冲动，是心理能量的源泉。本我按“快乐原则”行事，不受外在的道德、法律、规范制约，活动的目的就是寻找快乐、避免痛苦。自我是现实化了的本能，是由本我中分化出来的一部分，由于现实的影响变得理性，不再以快乐为活动的原则。自我的作用是对外感知外界现实、认识现实和适应现实，对内调节本我中的本能欲望的宣泄。超我是道德内化了的自我，是从自我中分离出的代表道德、法律、规范等内容的部分，它按社会道德标准监督自我的活动。

心理分析学派认为心理障碍是人的心理结构内部斗争的结果，出现在意识层面上的各种心理异常现象，包括各种神经症、人格障碍等，是被压抑在无意识中的欲望寻求满足的曲折表现，是人在尝试解决无意识心理冲突时失败的结果。也就是说，人们所表现出来的焦虑感、不愉快的情绪以及错误行为间接地表达了心灵深处的某些心理冲突，而自己往往没有意识到这一点。因而，心理治疗的主要方法是深入到治疗对象的内心世界，从无意识中挖掘出真正的心理病源，把无意识变成有意识，使治疗对象了解症状的真实意义，以达到消除症状的目的。

**2. 操作实践**

最初，弗洛伊德采用催眠的方法来进行心理治疗，让治疗对象在被催眠的状态下进入无意识领域，把被压抑的致病原因带到意识领域，确定心理障碍的症结，帮助治疗对象领悟并消除这些症结，从而治愈心理疾病。后来，他发现催眠疗法的效果不太理想，不容易解决无意识中的症结，容易复发，而且有些治疗对象难以被催眠，于是后来又创建了自由联想、释梦、解释、移情等治疗方法。

（1）自由联想疗法。自由联想疗法是让当事人按一定的线索进行自由联想，重新体验早期的经验，通过认识和了解病因来消除症状的一种治疗方法。自由联想疗法的具体做法是让治疗对象在一个比较安静的房间里舒适地躺或坐在椅子上，按照治疗者的提示，自由、随意地倾诉由所提示话题引发的各种想法和头脑中掠过的任何念头或思想，无论是微不足道还是有伤大雅都要如实报告出来，不做任何修饰。因为越是荒唐或难以启齿的内容越可能是致病的原因或成为治疗者分析的线索。

在自由联想的过程中可能会出现阻抗，治疗对象可能会出现痛苦、不愿意挖掘潜意识里的欲望情绪等情况，这就需要治疗者在治疗前保证会保守秘密，而且治疗过程中要保持耐心、温和与冷静，安抚治疗对象，帮助其战胜阻抗。

治疗者应坐在一旁或坐在治疗对象身后，让其尽量处于放松状态，根据治疗对象的倾诉做出适当的引导，例如当治疗对象谈到关键问题时，治疗者可以要求治疗对象保持在这件事或这种情绪上，进一步深入联想。自由联想疗法应以治疗对象为主，治疗者不要随意打断治疗对象的诉说。自由联想疗法的最终目的是发掘治疗对象压抑在无意识中的致病原因，使其进入意识领域，使治疗对象有所领悟，从而消除症状并重建健康心理。

（2）释梦疗法。释梦疗法是指通过对治疗对象的梦进行分析，找到被压抑在无意识中的致病原因，并使治疗对象在意识层次上达到领悟，从而使其克服压抑作用，恢复正常生活。精神分析学派认为，梦反映了人无意识中的欲望，在梦中所出现的事物大多具有象征性，释梦就是通过治疗者的分析来揭开治疗对象的梦的真实意义，找到致病原因。有这样一个释梦的病例：一位女性讲述她梦见一个陌生的男子蒙着面进入她在二楼的卧室并偷走了她心爱的首饰盒。当她发觉时，大喊了声“谁”，蒙面人被吓得仓皇从阳台逃走，她追到阳台，发现蒙面人已经跌死在楼下，于是她被吓醒了。治疗者通过治疗对象多次进行自由联想了解到，原来治疗对象与自己丈夫关系不好，丈夫对她不忠，瞒着她有了外遇，这就是梦中的“蒙面的男人”。丈夫欺骗了她的感情，这就是“偷走了心爱的首饰盒”。她非常气愤，于是诅咒他没有好下场，这就是“他跌死在楼下”。而她又不是真的愿意他离去，所以“大喊一声”来提醒他。通过释梦了解了治疗对象的病因是情感问题，治疗的重点就放在治疗对象应该如何处理好与丈夫的关系上。

（3）解释疗法。解释疗法是指治疗者向治疗对象指出其行为、思想、情感背后所隐藏的真实意义，让治疗对象正视自己回避的东西。解释通常是逐步深入的，以治疗对象所说的话为依据，用治疗对象能理解的话来说明问题的症结所在。

（4）移情疗法。移情疗法是在治疗的过程中，由于长时间的接触，治疗对象会把以前对别人的感情转移到治疗者身上，这样就重复了治疗对象以往的人际情感经历，揭示了治疗对象痛苦的情感历程，使治疗对象将压抑在潜意识里的心理矛盾发泄出来，达到减轻或解除治疗对象心理负担的目的。

总的来说，心理分析疗法一般是在一个比较安静舒适的环境里，治疗对象倾诉心中的困惑与问题，治疗者主要是倾听，适当地运用自由联想、解释等心理治疗方法影响治疗对象，使其能挖掘出被压抑在无意识中的致病原因并对此有所领悟，以消除心理障碍症状。

### 3. 适应证

心理分析疗法的主要适应证为焦虑症、强迫症、恐惧症等。

## 二、疏泄疗法

疏泄疗法是让治疗对象把心中积郁的苦闷和问题倾诉出来，以减轻心中的压力，更好地适应环境、发展自我的一种心理治疗方法。

1. 理论基础

疏泄疗法是由心理分析疗法分化出来的一种治疗方法，因而其理论基础仍然是心理分析疗法的理论基础。

2. 操作实践

人在受到精神创伤或意外刺激后，如果能正确看待该事件，善于排遣由此产生的不良情绪，就能保持身心健康。若是过分压抑，过于专注与忧虑，则容易出现心理障碍。因而，让治疗对象将心中积郁的各种情绪疏泄出来，能帮助治疗对象维护心理健康。

日常生活中，当某个人突然遭受意外的打击或重大的生活挫折（如亲人去世）时，别人往往劝他："你哭出来吧，痛痛快快地哭一场吧，不要憋在心里憋病了。"遭遇到意外后大哭一场，就是一种宣泄不良情绪的方法，其道理与口头语言宣泄是相同的。

在进行疏泄疗法时，治疗者应该以关怀和耐心的态度对待治疗对象，让其畅所欲言。在治疗对象的倾诉过程中，治疗者不能进行好与坏的评价，也尽量不要打断治疗对象的叙述。治疗者最好能运用一些共感的技巧引导治疗对象把倾诉继续下去，宣泄心中的感受。在疏泄达到一定的程度之后，治疗者再给予适当的指导，让治疗对象了解其观念与情绪的不当之处。

3. 适应证

疏泄疗法的主要适应证与自由联想疗法的适应证基本相同，适用于癔症、恐惧症、强迫症等。另外，这种治疗方法还对情绪障碍有比较好的疗效。所谓情绪障碍，就是平常所说的"心情不好"，只不过情况要更严重一些。疏泄疗法的观点是与其强行压抑不愉快的体验，不如向可以信赖的治疗者倾诉积郁的情感，维护心理健康。疏泄疗法对正常人的心理问题也有一定的帮助。

## 三、短程心理疗法

短程心理疗法是指在一种友好、轻松、和谐的氛围下帮助治疗对象分析现实生活中存在的精神创伤或心理上的困扰，了解自己还没有意识到的动机和信念，使治疗对象认识到其中的因果关系，从而有所领悟以消除病症的一种治疗方法。短程心理疗法是根据心理分析疗法修改而来的一种治疗方法。之所以称它为"短程心理疗法"，是因为它与经典心理分析疗法相比，所耗费的时间要短，见效要快。另外，这种疗法不探究治疗对象的本我和潜意识，转而强调心理因素中文化和社会因素对人的影响。

1. 理论基础

短程心理疗法认为，治疗对象的心理障碍主要是由社会环境和文化因素引起的。治疗对象由于现实生活中受到了精神创伤或者对环境不适应引起心理困扰，产生心理障碍。如果能使治疗对象领悟到自己心理障碍产生的原因，伴随一定的治疗建议，就能收到较好的疗效。

2. 操作实践

短程心理疗法的具体步骤如下。

（1）对治疗对象的一般情况、成长史、心理特征、社会环境等情况进行全面的了解，然后据此制定出短程心理治疗方案。

（2）通过与治疗对象的接触，加强情感沟通，建立信任、友好、放松的治疗关系。

（3）向治疗对象说明治疗方法、治疗过程、治疗目的等情况，以消除治疗对象的疑虑和不安，从而激发治疗对象的主动性和能动性，使其积极配合治疗。

（4）实际的治疗过程与自由联想疗法相似，让治疗对象在比较安静的环境里舒适地坐着或躺着，治疗者坐在其身旁或身后，让治疗对象按一定的提示进行自由联想，治疗者认真倾听，偶尔进行一下解释与提示。若治疗对象出现阻抗，表现出烦躁、不安、不愿再继续倾诉等，治疗者要给予耐心的解释、劝慰和鼓励。对一些敏感的问题，治疗者可以从非症结入手，如从治疗对象的兴趣、生活等内容开始谈起，慢慢过渡到心理问题。

（5）根据治疗对象的倾诉提供一些建设性的治疗建议。可以鼓励治疗对象发展自己的兴趣与才能，以此积累成功的感受，发现自我价值，来抑制心理障碍带来的不愉快感受。

3. 适应证

短程心理疗法的主要适应证为恐惧症、强迫症等。

## 四、认识领悟疗法

认识领悟疗法是指运用解释的方法来说明行为、情感、心理活动原因，以解决治疗对象认识问题的一种心理治疗方法。

1. 理论基础

认识领悟疗法的理论基础是：心理障碍的根源在于儿童时期受过的心理创伤，这些创伤引起的恐惧在头脑中留下痕迹，在成年期遇到挫折后就会再现出来影响人的心理，使人用儿童的态度去对待在成年人看来不值得恐惧的事物。因而，在治疗的过程中，不需要治疗对象挖掘和反复追忆过往经验，而是应向治疗对象指出其症状是幼年行为的表现，是在用儿童的方式处理成年期遇到的问题，并要求治疗对象对此有所领悟。

有人以“火柴盒里有只大灰狼”的例子来解释这类问题。“火柴盒里有只大灰狼”这句话只能吓吓三四岁的孩子，他们可能真的相信有大灰狼，并躲到开着的房门后面。而对于成年人来说，这个说法是可笑的，他们可以很清楚地认识到：第一，在城市里不太可能出现大灰狼；第二，就算有大灰狼，也不可能装在一个火柴盒里；第三，如果大灰狼来了，躲在开着的房门后完全不能解决问题。这种解释对强迫症和恐惧症患者很有效，可以由此指出他们的恐惧、焦虑是毫无意义的，并且其防御、回避方式很幼稚。

**2. 操作实践**

认识领悟疗法应采用面谈的方式，询问治疗对象的生活史和可以回忆起来的相关经验，但不要求深挖过去，治疗者应和治疗对象一起分析症状的性质，指出症状是幼稚的、不合常理的感情和行为方式，具体的解释要结合治疗对象的实际情况。

**3. 适应证**

认识领悟疗法的适应证主要有强迫症、恐惧症等。

## 五、系统脱敏疗法

系统脱敏疗法是指采用正确的学习方法，令治疗对象逐步用“刺激—松弛”代替“刺激—焦虑”，使治疗对象对恐惧焦虑的事物逐渐适应，使恐惧焦虑消除的一种治疗方法。

**1. 理论基础**

系统脱敏疗法利用交互抑制原理或反条件作用原理来达到治疗目的。在系统脱敏疗法的具体实施过程中，人的肌肉放松状态多次与引起治疗对象焦虑或恐惧的刺激物结合，即可消除原来因该刺激物引发的焦虑或恐惧反应。由于人的肌肉放松状态每次只能解除一个较低程度的焦虑或恐惧反应，因此，应从能引起个体较低程度的焦虑或恐惧的刺激物开始治疗。一旦某一刺激物不会再引起治疗对象焦虑或恐惧的反应，治疗者便可向处于放松状态的治疗对象呈现另一个比前一刺激略强一点的刺激。如果一个刺激所引起的焦虑或恐惧状态在治疗对象所能忍受的范围之内，经多次反复的呈现，治疗对象便不会再对该刺激感到焦虑或恐惧了。

**2. 操作实践**

系统脱敏疗法的程序如下。

（1）治疗者了解引起治疗对象焦虑和恐惧的具体刺激情景，并要求治疗对象报告对每一事件感到焦虑或恐惧的主观程度，据此将各种引起治疗对象焦虑和恐惧反应的刺激由弱到强排成焦虑等级。

（2）进行松弛训练，松弛训练的主要方法是通过肌肉的放松来达到全身心的放松。在一个安静的环境中，让治疗对象舒适地坐或躺在沙发上，然后按手臂部—头部—躯干部—腿部的顺序逐步放松。放松的要领是让该部位的肌肉先尽力紧张，再放松。另外，还可以进行想象性放松，即想象自己躺在温暖而安静的海滩上或草地上，也可以进行深呼吸放松。

（3）当治疗对象能控制松弛反应时，就把它和恐惧的刺激情境与恐惧等级结合起来。先要求治疗对象保持松弛，同时让治疗对象想象遭遇到引起恐惧的刺激，从最小的恐惧等级开始，逐级上升。如果治疗对象的松弛敌不过恐惧，那就重新建立松弛，直到治疗对象在恐惧等级的顶点仍然保持松弛的状态，然后再向实际过渡。一般来说系统脱敏每次练习不得超过四个等级，每次训练时间为三十分钟左右，每周进行三次。

**3. 适应证**

系统脱敏疗法对恐惧症和超出一般的紧张焦虑有比较好的疗效。

## 六、满灌疗法

满灌疗法是指强迫治疗对象面对恐惧的治疗方法。治疗对象想象最难以忍受、不可思议的恐惧，一旦治疗对象面对最可怕的恐惧后看到自己还是安然无恙，恐惧就会降低或消失。满灌疗法的操作与系统脱敏疗法正好相反，后者是从最低的恐惧等级开始，逐渐适应各种恐惧刺激，满灌疗法是从最高的恐惧等级开始。

**1. 理论基础**

满灌疗法的理论基础与系统脱敏疗法的理论基础相同。

**2. 操作实践**

如果采用满灌疗法，首先要找出治疗对象最恐惧的是什么东西或什么情境，才能对症下药。下面是对恐惧蜜蜂症进行满灌治疗的例子。

“想象你的身后有许多蜜蜂向你飞来了，嘤嘤嗡嗡的声音越来越近，你的前面是一条湍急的大河，你好像束手无策，无法抵抗，只能让它们飞来。现在有一只蜜蜂飞到你眼前，正在盯着你。它又黑又丑，毛茸茸的使人毛骨悚然，伸出有毒的尾钩，向你刺来。越来越多的蜜蜂已接近你的身体，准备攻击你了。你感到它们正在蜇你的头，蜇你的全身，你非常难过，但却毫无办法……”

满灌疗法要求治疗对象面对恐惧的物体或情境，体验到强烈的恐惧，由此认识到恐惧是毫无根据、毫无道理的，从而消除恐惧症。

3. 适应证

满灌疗法原理与系统脱敏疗法原理相近，也适用于恐惧症。如果采用系统脱敏疗法疗效不太好时，可尝试满灌疗法。

## 七、行为塑造疗法

行为塑造疗法是培育和养成新行为的一种治疗方法，该方法通过强化矫正人的行为，使之逐步接近某种适应性行为模式。

1. 理论基础

行为塑造疗法的理论基础是操作条件作用。操作条件作用又叫工具性条件作用，其理论基础是：有机体做出一个特定的行为，这个行为导致了周围环境发生改变，这个事件对有机体来说可能是积极的，也可能是消极的，如果结果是积极的，有机体会更倾向于做出同样的行为，如果结果是消极的，则会抑制该行为。该理论可以推导到人的学习上：人的行为是后天习得的，这种学习是人主动进行操作来寻求一定的结果，若得到的结果是积极的，会使人趋向于形成这一特定行为，若结果是消极的，则会使人趋向于抑制该行为。因而，治疗的关键在于设计相应的强化程序，指导治疗对象逐步形成积极的行为或消除消极的行为，从而克服心理障碍，矫正不良行为。

2. 操作实践

要塑造新行为，首先要确定目标行为，即最后要达到的目标；然后从现有的行为中选择一种与目标行为最接近的反应，作为逐渐发展的起点；再设计逐渐逼近终极目标的子目标，即把向良好行为转化的过程分为若干阶段；最后安排达到每一个子目标后的强化物或奖励。

3. 适应证

行为塑造疗法适用于培养良好的新行为以及矫正不良行为。

## 八、行为契约疗法

行为契约疗法是由治疗者与治疗对象协议制定一个书面合同或者由治疗对象自己准备一份契约作为治疗的计划，并据此来进行行为矫正的一种治疗方法。

1. 理论基础

行为契约疗法的理论基础也是操作条件作用。

2. 操作实践

契约明确规定了一个疗程的目标、方法与步骤，说明何人的何种行为会得到强化以及由谁来强化等，具体内容包括：目标行为计数方法、强化物及其发放、不可测问题的解决、奖惩条例、检查进步时间表、内容的签署及达成协议的时间。

3. 适应证

行为契约法适用于矫正不良行为，如酗酒、吸毒、性变态等。

## 九、代币制疗法

代币制疗法是利用强化原理促进更多适应性行为出现的一种方法。

1. 理论基础

代币制疗法的理论基础也是操作条件作用。

2. 操作实践

代币可以看作一种特殊的货币，是在一定范围内可以兑换物品的证券，专门为治疗和教育目的而设置，在一定的单位如医院、学校等内部流通。当治疗对象出现一定的目标行为时，治疗者给予一定的代币奖励作为强化，使这种行为频率提高。采用代币制疗法有这样一些要求：首先，要有明确的目标行为，使治疗者和治疗对象都知道在治疗方案内要改进或强化的行为是什么；其次，必须有一种代币，这种代币可以是五角星、小红旗、金属或塑料筹码等，只有在治疗对象完成了目的行为时才能获得，而且必须有支持代币的强化物，即用代币可购买的货物或服务，如食物、娱乐权利、假期等；最后，还要建立兑换的规则，如完成何种和多少目标行为可以得到多少代币、某种货物或服务需要多少代币兑换等。

3. 适应证

代币制疗法对改正不良行为以及强化适应性行为有较好的疗效。

## 十、示范疗法

示范疗法是一种通过示范进行模仿学习来消除不适应行为、培养适应行为的治疗方法。

1. 理论基础

示范疗法的理论基础是社会学习理论。社会学习理论认为，人的行为是后天习得的，是一个人通过观察另一个人的行为反应而形成与对方相似的行为反应。这是一个模仿的过程，人以一定的榜样为模仿对象，通过观察和学习对方的行为而形成自己的行为反应。因而，治疗的关键在于为治疗对象提供良好的模仿对象，使之习得良好的行为。

2. 操作实践

模仿学习有两种，一种是被动模仿学习，另一种是主动模仿学习。被动模仿学习是指让治疗对象观看录像或真人演示，而不一定要求实际练习。主动模仿学习则是指除了让治疗对象观看录像或真人演示以外，还为治疗对象提供实践的机会和条件。

在运用示范疗法时还要注意，示范者与观察者的性别、年龄、身份等越相近越好，示范与练习时的情境越相近越好。

3. 适应证

示范疗法适用于治疗恐惧症、儿童攻击性行为、懒散行为、社交障碍等问题。示范疗法对于培养适应性的新行为也有比较好的效果。

## 十一、自我管理疗法

自我管理疗法是一种通过制定详细的行为管理计划并坚持不懈地执行计划，达到减少不良行为和保障长远利益目标的治疗方法。

1. 理论基础

自我管理疗法的理论基础是操作条件作用。

2. 操作实践

一种比较具有代表性的自我管理行为模型把自我管理技术分成五个操作步骤，即选择目标、监测行为、改变情境因素、获取有效的结果、巩固收获。

（1）第一步，选择目标。要选择一个确定的目标，目标要求是重要的、积极的、可测量的、能够达到的，而且要确定希望行为增多或消失的水平以及达到目标的具体日期。

（2）第二步，监测行为。这个阶段要选择过程目标或者是阶段性目标，而且要及时记录行为出现的频率、持续时间等。

（3）第三步，改变环境因素。这个阶段要继续记录行为，要避免肯定会产生不希望的行为的情境，使环境向更利于限制不利行为产生、有助于希望行为产生的方向转变。

（4）第四步，获取有效的结果。这个阶段除了要继续记录行为和维持环境的改变外，还要区分行为结果是惩罚性的还是奖励性的，并确定强化程序，强化希望的行为，同时可以使用厌恶性的刺激来减少不希望的行为。

（5）第五步，巩固收获。这个阶段要进行评价反馈，依此来决定是否要调整行为计划。

### 3. 适应证

自我管理疗法主要适用于矫正不良行为，特别是矫正那些生活中常常出现的不良行为，如贪吃、污言秽语、嗜烟酗酒等。

## 十二、理性情绪疗法

理性情绪疗法是帮助治疗对象认识到非理性信念是心理障碍产生的原因，并使他们放弃非理性信念从而消除症状的一种治疗方法。

### 1. 理论基础

理性情绪疗法认为：个人的思想和信念是引起心理问题的根源，人的情绪和行为不是由某一诱发事件本身引起的，而是经历了该事件的人对这一事件的解释和评价引起的。现实生活中，很多人因为心理上存在着许多非理性的思想和信念而导致生活不愉快。人的情绪和行为是与他们对事件的评价和解释分不开的，也就是与他们的信念相关的。合理的信念会使人产生适当的情绪与行为反应，不合理的信念则使人产生不良情绪和反应。

非理性信念通常有四种形式：轻率推断，是指在证据不足或不充分时便轻率做出结论；过分概括，是指仅仅根据个别细节而不考虑全面情况便对整个事件做出结论；过度扩展，是指在单一事件的基础上做出关于能力、价值等方面的普遍性的结论；极端思维，是指把生活看成非黑即白的单色世界，一旦发生自己不愿意看到的事，就认为糟糕之极，天都要塌下来了。

### 2. 操作实践

治疗者的任务是采用积极的、分析的、指导性的语言，指出治疗对象思想信念中的非理性成分，促使其放弃原有的非理性信念，从而去除消极的、不良的情绪。

具体来讲，包括下面四个步骤：

（1）治疗者帮助治疗对象了解自己为什么会形成焦虑和困扰情绪，弄清非理性的思想和信念。

（2）治疗者使治疗对象了解焦虑情绪来自自己本身，是由自己的非理性信念造成的，应该由自己负责。

（3）治疗者与非理性信念进行辩论，帮助治疗对象认识到自己的非理性信念，进而放弃这种非理性信念。

（4）治疗者帮助治疗对象学会以理性思维方式代替非理性的思维方式。

**3. 适应证**

理性情绪疗法的适应面比较广，几乎应用于心理治疗的所有问题，尤其在治疗考试焦虑和社交焦虑方面非常成功。

## 十三、以人为中心疗法

以人为中心疗法是以治疗对象为治疗的中心，充分发挥治疗对象人格、态度等心理因素的作用，从而治愈心理问题的一种心理治疗方法。

**1. 理论基础**

以人为中心疗法的理论基础是人本主义心理学。人本主义对人有自己的基本看法：第一，人有一种实现的倾向，这种倾向是一种基本的、动机性的驱动力量，是一切有机体都要生长、要成熟的倾向，是人要发展、要实现自己各种潜能的倾向；第二，人具有主观性，人的感觉是自身对真实世界感知、翻译的结果，因而，人有自己的目的和选择；第三，人基本上是诚实的、善良的、可以信赖的。

自我是人们对自己的主观知觉和认识，简言之，是自己对自己的评价。社会中各种失常的心理与行为都是人们的自我与内化了的价值观相互冲突的结果。因而，治疗的目标就是要去伪存真，去除与自我不一致的内化了的价值观，接近真实的自我，从而减轻或消除因自我与内化了的价值观相互冲突而产生的焦虑。

**2. 操作实践**

（1）治疗过程中的治疗者。治疗者在治疗的过程中要表现出一些自己的特点、态度以及人际反应方式。治疗者不能把自己的意志强加在治疗对象身上，也不能对治疗对象的思想行为做评价。在治疗的过程中，治疗者要倾听治疗对象抒发自己的感受，并不断地激发治疗对象的情绪，力求理解治疗对象对世界的看法，以便帮助他弄清问题，增进他对自我的了解和对环境的适应能力。治疗者要无条件地接纳对方，通过语言、声调以及体态来传达对治疗对象的尊重与理解。治疗者还要保持自己的独立性并向对方传递这种独立性，使双方互不依赖。治疗者要做到真诚一致，在赞同对方的同时把这种真诚的态度表现出来，而不能口中在赞同对方，实际上却感到怀疑，并在不经意间把这种信息传递给对方。通过这些技巧，治疗者可以使治疗对象体验到自己先前那些被拒绝与歪曲的情感，在信任的心理气氛下进行自我探索，从而逐步发现自己成长与发展中的障碍。

（2）治疗过程中的治疗对象。在以人为中心疗法中，治疗对象是治疗的中心人物，是一个有自尊心的主人，而不是普通的病人。治疗应建立在治疗对象意志与情绪的自我控制的基础上。在最初，治疗对象可能会对治疗者和治疗本身抱有怀疑、不放心的态度；对自我没有了解，或者说没有自知之明；对内化的价值观没有进行过反思，习惯以外在的价值观和社会规范为标准来评价自己；看待事物比较刻板，难以在自我与内化了的价值观之间协调一致；态度比较消极，难以向别人谈论自己的情绪、体验等。随着治疗的推进，这种状况会逐渐得到改观。

（3）治疗时要注意的问题。治疗时要求治疗者与治疗对象形成良好融洽的关系；治疗者在治疗开始前应该向治疗对象说明治疗的目的、方法等，激发治疗对象的主动性；治疗者要能够接受、理解、澄清对方的消极情感，促使治疗对象了解自己的问题所在，从而开始接受真实的自我，改正问题，得到进一步成长。

**3. 适应证**

以人为中心疗法的适用面也是比较广的，可以运用于各种障碍的治疗。

## 十四、森田疗法

森田疗法是由日本森田正马教授创立的一种心理治疗方法，以“顺其自然、任其不安、忍受痛苦、为所当为”的态度来治疗由疑病因素引起的心理障碍。

**1. 理论基础**

森田疗法理论认为，神经症是在疑病素质的基础上产生的。所谓疑病素质，是指治疗对象坚信自己患了严重的躯体疾病，为此终日惶恐不安，即使经过反复医学检查和医学的说服解释，也不能消除治疗对象认为自己生病了的想法。这可能是因为治疗对象性格比较内向，具有强烈的自我反省、自我批判的倾向性，对自己健康状况过分关注，即使是细微的变化也放心不下。本来，每个人都有对自身身体健康的要求，但是，一旦这种要求太过分，越是有意识地去观察、思考便越会疑心自己患上躯体疾病。因而，这种疑心不仅是没有意义的，而且还会加剧病情的发展或诱发症状的出现，形成一种恶性循环。

**2. 操作实践**

针对这类治疗对象的心理特点，森田疗法确立了“顺其自然”的基本治疗原则。

森田疗法认为，治疗对象的心理活动是不自然的，而顺其自然能打破疑病与症状的交互作用，阻止这种恶性循环。因为情绪活动有其自身的规律，是不能通过自我控制而随意改变的，只有顺其自然，像健康人那样生活才能达到治疗目的。

森田疗法的治疗分为门诊治疗和住院治疗。对症状较轻的治疗对象，可以采用门诊治疗的方法，即通过阅读森田疗法的自助读物、记日记、定期接受指导来进行治疗。住院治疗主要是通过住院后环境的改变，让治疗对象按一种特殊的规定的方式来生活，达到阻止恶性循环、消除症状的目的。住院治疗分为四个时期。

（1）第一期，绝对卧床期。这一期一般为四天到七天，在此期间，应让治疗对象保持绝对的卧床，禁止治疗对象读书、谈话、会客、看电视、抽烟等，简言之，什么事都不让他干，使治疗对象尽可能去想自己的一切。而且，治疗者应对他的情绪、苦恼不理不睬。此后，治疗对象会产生一种非常无聊的感觉，总想起床干点什么。出现这种状况后，就进入第二期。

（2）第二期，轻微工作期。这一期一般为三天到七天，在这期间，继续禁止治疗对象外出、看书等，但可以与人进行一定量的交谈。夜里卧床时间规定为七小时到八小时，白天可以到户外活动，做些轻微的劳动，并开始要求治疗对象记日记。一般从第三天开始，放宽工作量的限制，让治疗对象做些轻微的体力活。

（3）第三期，重作业期。这一期一般为三天到七天，在此期间，治疗对象可以逐渐开始读书，最好是科普、历史之类的读物，不宜读文学、哲学类读物。劳动量也应逐渐增大，可以做一些如除草、木工、清理卫生之类的工作。但是仍然不过问他的情绪。

（4）第四期，生活训练期。这一期时间为一周到两周，在此期间主要为出院做准备，可以进行更大强度的工作，也可以让治疗对象白天外出，但晚上要回到医院，并坚持记日记。

### 3. 适应证

森田疗法的主要适应证是神经质。神经质是森田自己提出的对类心理障碍的命名，比较接近于神经症，大致包括恐惧症、强迫症、疑病、神经症性睡眠障碍等。森田把神经质分为普通神经质、发作性神经质和强迫观念症三类。要注意的问题是，该疗法只适用于因疑病因素而出现的各类神经症，而不适用于抑郁症。

## 十五、现实疗法

现实疗法是指通过对治疗对象在现实生活中的行为进行分析评价，找出其中不适应的行为，并制定一定的行为计划来改善行为和体验的一种治疗方法。

1. 理论基础

现实疗法是一种以自我发展为基础的心理治疗方法。该疗法认为：每个人都力求较好地控制自己的生活，能达到一种负责任的生活。每个人都有生存、归属、力量感、乐趣、自由、自我价值感和爱等基本需要，一个人如果能在不损害别人的前提下较好地满足自己的基本需要，尤其是满足自己的心理需要，例如归属感、被爱等需要，就是一种负责任的生活。反之，则会是一种不负责的生活，这个人会觉得没有人爱自己，觉得自己渺小卑微，没有能力做任何事，对自己的问题无能为力。

现实疗法的治疗者认为需要心理治疗的人就是过着不负责任的生活的人。正是由于对生活不负责任，他们的行为既不能满足自己的需要，也无助于他人满足他们自己的需要，导致社会评价、期望、奖励对他们不利，形成心理障碍。基于此，现实疗法的主要目标就是帮助治疗对象弄清他们真正的需要是什么，为什么有这些需要，如何通过改善当前的行为来较好地满足自己的需要，有效地控制自己的生活。

2. 操作实践

现实疗法的具体治疗过程如下。

（1）治疗者和治疗对象共同制定出一个治疗方案，确定治疗时间以及治疗目标等。

（2）治疗者与治疗对象把注意力集中于探讨当前的行为。现实疗法虽然也注意情感、态度、信念等问题，但更主要的是行为。例如，治疗对象说："今天我的心情太差了，简直是糟糕透顶!"治疗者可能会问："你做了什么事情使自己这么难受?"而不会问："你能详细地向我描述一下这种感受吗?"

（3）帮助治疗对象评价自己当前的行为。让治疗对象意识到自己在做什么，判断这种行为是否恰当，是否妨碍了他人和社会的利益，是不是能满足自己的需要，是不是负责任的行为。

（4）指导和帮助治疗对象选择或设计适当的、负责任的行为。如果治疗对象认识到了自己的行为是不适当的、不负责任的，治疗者就要帮助治疗对象制定现实的、适当的、负责任的行为方案。但要注意的是，治疗者只是给予引导，而不能代替治疗对象制定行为方案。

（5）帮助治疗对象履行行为计划。制定计划时要求治疗对象承诺一定履行计划，中途不允许放弃，除非发觉计划不合适需要修改，否则不能用任何借口或解释停止行为计划进行。如果遇到困难、阻力，治疗者要鼓励治疗对象坚持不放弃。

3. 适应证

现实疗法对于人际交往困难、社会适应不良等问题有比较好的疗效。